関節包内矯正ボディメイク、
姿勢分析カットヘアー、
小顔メディカルセラピーのプロが教える

健康美ボディになれる
超簡単セルフケア

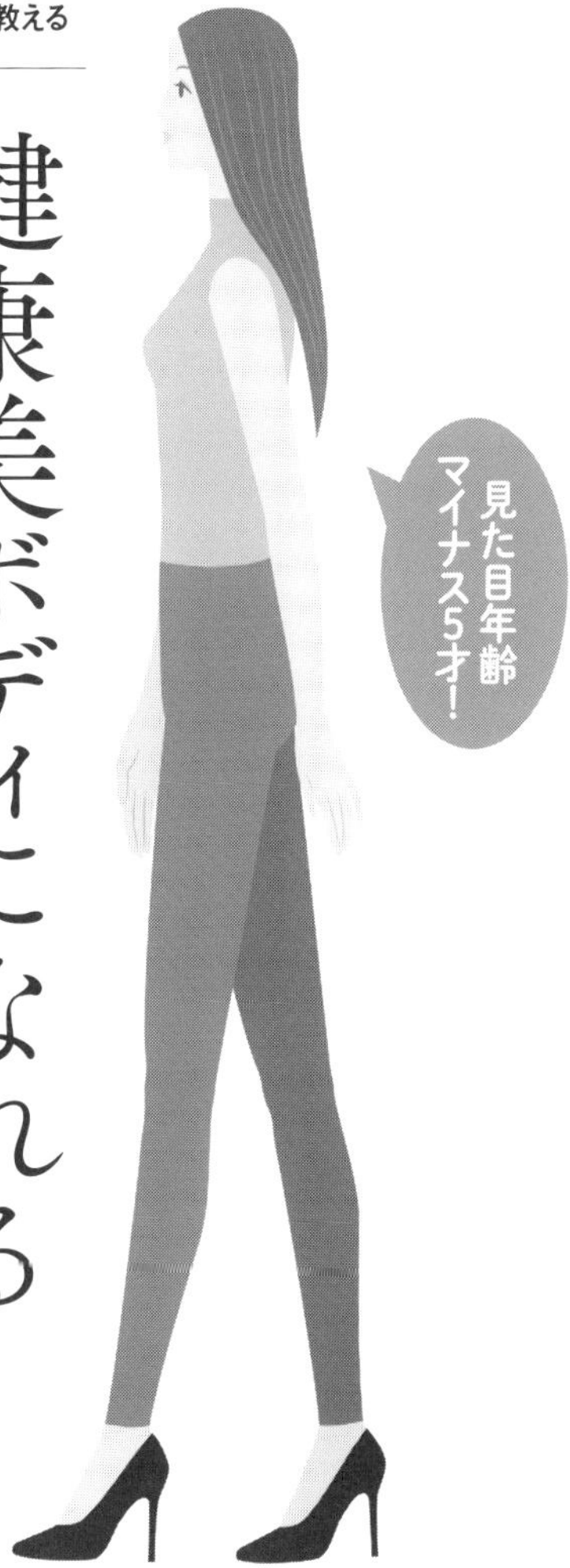

さかいクリニックグループ
副院長 廣田加津子
役員 Mai
リーダー 佐々木京子

監修
酒井慎太郎
さかいクリニックグループ代表

現代書林

はじめに

私は東京の王子で「さかいクリニックグループ」の施設を開業し、腰痛、首痛、肩コリ、膝痛などに悩む、延べ100万人以上の方々に接してきました。これらの症状の主たる根本原因は、悪い姿勢によって体の重心が偏っていることです。

最近は長時間スマホやパソコン操作をしている人が多くなり、うつむき姿勢になるため、猫背になりがちです。しかも、日本人は農耕民族で、田畑で前かがみになって働いてきた背景があるほか、お辞儀や賛同を意味するうなずきが日常生活に定着しています。つまり、うつむき姿勢が身につきやすいのです。

前かがみで首が前に出る姿勢を続けていると、上半身のバランスを取るために骨盤が後ろに倒れていきます。そうなると、全身のバランスを維持しようと膝が曲がってしまい、《魔法使いのお婆さん》のような姿勢になってしまうのです。

悪い姿勢は、体を支えている関節に負担をかけ、関節の可動域を狭めてしまいます。「さかいクリニックグループ」では、関節を緩める施術を行うと共に、最新の機器を通して学習していただきながら日常生活で良い姿勢を心がけるようアドバイスし、9割以上の人たちの症状を改善に導いています。

そして、良い姿勢を身につけた方は、見た目も若々しくなっているのです。良い姿勢はアンチエイジングに直結すると、今までの私の経験から確信しています。私の友人に有名な美容外科医がいるのですが、「見て一瞬で若さを判断する場合、シミやシワではなく、実は姿勢なんです」とよく言われます。

日本は物質的に豊かになり、《欲しい物がない》という状況です。これからは《健康》や《アンチエイジング》、《美しい体》など、お金を出しても買えないものに価値が見いだされる社会になるのではないでしょうか。特に女性は、いつまでも若々しく美しくありたいという願いが強いように思われます。

今まで「さかいクリニックグループ」で行ってきたことは、《健康》《アンチエイジング》《美しい体》を、結果としてもたらしてきました。

そこで、本書では「さかいクリニックグループ」の廣田加津子、Ｍａｉ、佐々木京子の３人が、それぞれの専門分野で女性のためのアンチエイジングや美容などについて書くことになりました。健康だけでなく《女子力アップ》を目指す内容です。

廣田加津子は「さかい保健整骨院」の副院長を務めている情熱的なベテランです。姿勢について私との共著もあります。本書では主に正しい姿勢を維持し、美しいボディを作るエクササイズなどを紹介しています。

Ｍａｉは、キャリアが長い美容師で私の妻です。昨年、「さかいクリニックグループ」内でヘアーサロン「コンシェル」を設立しました。女性は男性に較べて関節が柔らかく、重心の偏りが出やすいため、髪型も姿勢や症状に関係あるのではないかと考え、妻と私で協力して開発したのが姿勢分析カットです。本書では姿勢分析カットの説明のほか、きれいな髪を維持するためのセルフケアなども載せています。

佐々木京子は「さかいクリニックグループ」のスタッフでエステティシャンや小顔矯正セラピストの資格も持っています。本書では女性にとって関心のある小顔について、セルフケアを中心に紹介しています。

健康で美しくなるのに年齢は関係ありません。歳を重ねてからでも本書に書いてあることを実践していただければ、見た目で5歳は若返るでしょう。また、若い世代の女性は老化の速度を落とすことができるはずです。

健康と美を手に入れた女性は、明るくイキイキとされています。本書がそんな素敵な女性になるための参考になれば幸いです。

2018年9月

さかいクリニックグループ・代表　酒井慎太郎

目次

第1章

簡単ボディメイクでスタイルアップ！

PART1　良い姿勢は究極のアンチエイジング

PART2 見た目年齢マイナス5歳のボディメイク

PART3　簡単エクササイズで理想のボディをゲット

第2章 姿勢分析カットと美髪ケアでハッピーに！

PART1 姿勢分析カットって何？

PART2 気になる髪のトラブルを解決してマイナス5歳！

第3章

小顔ケアで女子力アップ！

PART2　今日からできる！　小顔エクササイズ

PART3 《絶対小顔に！》と誓った人のためのスペシャル・セルフケア

第1章

簡単ボディメイクでスタイルアップ！

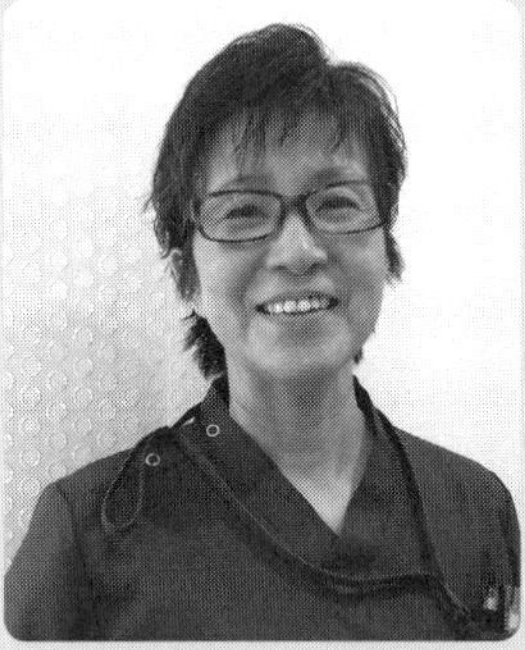

廣田加津子 Kazuko Hirota

さかいクリニックグループ·副院長。柔道整復師。主に難治の腰痛、頸部痛、膝痛の治療を担当。姿勢や動作を分析し、改善に導いている。酒井慎太郎氏が考案した関節包内矯正の医療技術伝承者でもあり、同氏との共著『自分で克服！脊柱管狭窄症』『1日1分からだを開くと姿勢はよくなる！』（宝島社）『中居正広の金曜日のスマイルたちへ』（TBSテレビ）『幸せを創る手の物語』（テレビ東京）等の著作·テレビ出演も多数。臨床経験16年以上

PART 1

良い姿勢は究極のアンチエイジング

◉良い姿勢が見た目年齢を5歳若返らせる！

女性なら、いつまでも若々しくキレイでいたいと思う人がほとんどでしょう。でも、《美人じゃないから》《スタイルも悪いし》とあきらめていませんか？見た目年齢は、顔やスタイルで決まるわけではありません。どんな八頭身美人でも、猫背でお腹がぽっこり出ていたらどうでしょう……。そう、見た目年齢は姿勢の良さに左右される、と言っても過言ではないのです。

悪い姿勢を長時間続けていると、筋肉が異常を起こして肩コリや首痛、腰痛、膝痛などが生じます。やがて、関節に負担がかかっていき、症状が悪化してヘルニアや狭窄症、頸椎症などを引き起こします。

私は「さかいクリニックグループ」で、こうした症状に悩まされている人たちにオリジナルである関節包内矯正を施術しています。関節包内矯正は、頸椎、肩関節、胸椎、腰椎、仙腸関節、股関節、膝関節、足関節など、それぞれの関節の可動域を広げて動きを良くすることで、正しい姿勢を取りやすくする施術法です。

悪い姿勢が原因となっている症状を改善するには、姿勢を良くして関節の負担を軽減しなければいけません。そのための関節包内矯正ですが、良い姿勢は見た目の若々しさにも直結しています。良い姿勢を意識している方々は、痛みが解消すると同時にどんどん若々しくなっていくのです。私の今までの経験から、良い姿勢は見た目年齢を5歳は若返らせると断言できます。中には10歳以上若く見える人もいます！ つまり、良い姿勢は究極のアンチエイジングなのです。

その第一歩は、自分の姿勢を意識すること。今からでも決して遅くはありません。姿勢を良くして、健康で美しいボディをゲットしましょう！

◉良い姿勢って、どんな姿勢？

それでは、良い姿勢、悪い姿勢とは、どんな姿勢なのでしょうか？

まず、良い姿勢から説明していきましょう。壁を背にして立ってみてください。この時、後頭部、肩甲骨、お尻、かかとが壁についているのが良い姿勢です。

あなたの姿勢はいかがですか？

人間の背骨は体の重みを分散させるために、緩やかなS字カーブを描いています。背骨の上に体重の1割を占める頭を載せていても、負担がかからないようにできているのです。良い姿勢とは、このS字カーブが保たれている状態と言えます。

一方、悪い姿勢は頭が前に出て、下腹がポコンとなり、背中が丸くなっています。骨盤が後傾してお尻が下がり、膝も曲がっています。このような姿勢の人は、肩コリや首痛、腰痛、膝痛などの症状が出やすくなるのです。

良い姿勢とは？

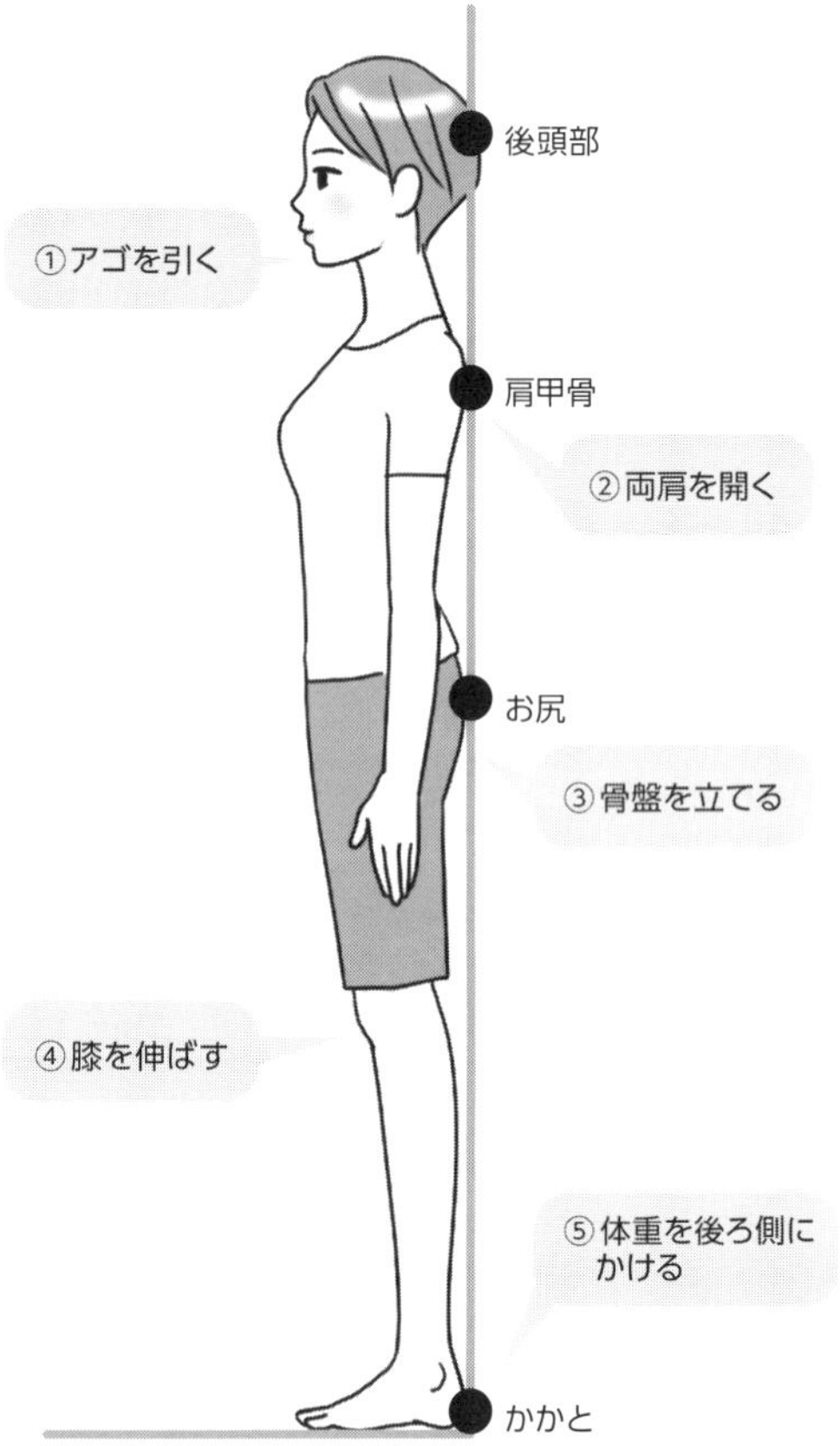

◉体がたるむのも、引き締まるのも姿勢次第!!

いつも正しい姿勢を心がけていると、一つひとつの関節が歯車として動き出します。私たち人間の体は、関節が連携して歯車のようにかみ合うことで、スムーズに動けるようになっているのです。

これまで続けてきた悪い姿勢によって可動域が狭くなり、思うように動かなくなっていた関節が、良い姿勢を取ることで徐々に動き出します。そして、関節が使われると、筋肉が働き始めます。さらに筋肉が働くことで代謝がアップして、体脂肪が燃焼しやすい体質になり、余計な脂肪がつきにくくなり、引き締まったボディになるのです。

関節の中でも、とりわけ仙腸関節の動きが重要です。

仙腸関節とは、骨盤の左右にある細長い関節のことで、前後左右に数ミリ動くことが知られています。数ミリ動くことで、体にかかる衝撃を和らげるクッションの

骨盤の構造と仙腸関節

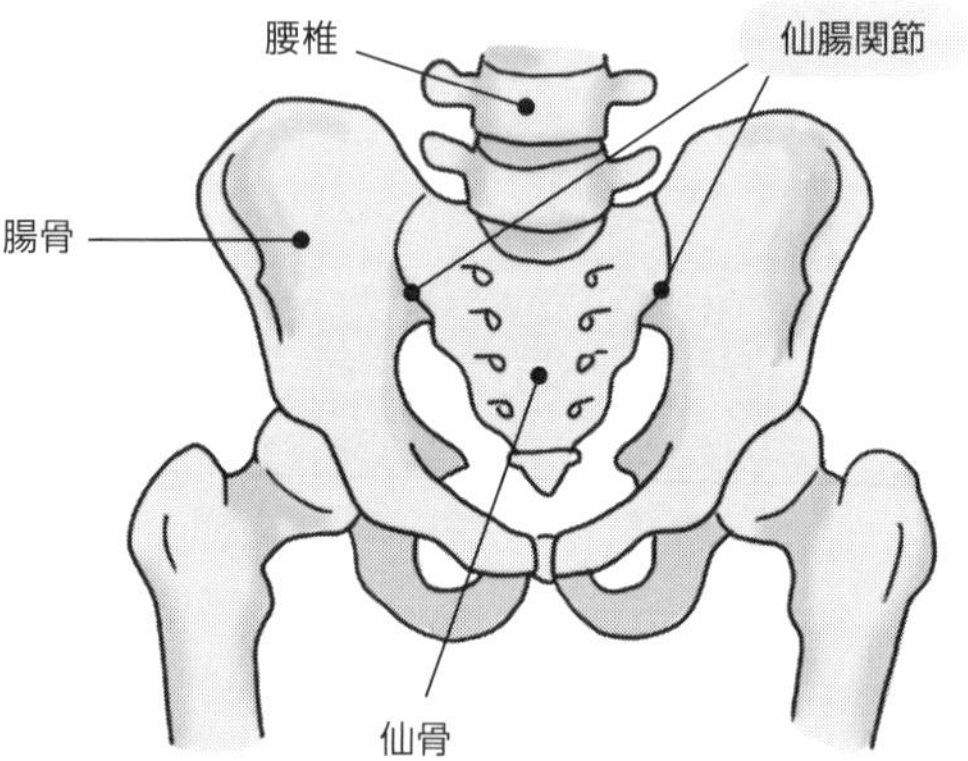

役割を果たしているのです。

仙腸関節の動きが悪いと、腰のインナーマッスルの働きがにぶくなり、代謝が落ちてしまいます。その結果、お腹、お尻、太腿などの下半身に脂肪がたまりやすくなるのです。

これまでいろいろなダイエット法を試みたけれど、なかなか下半身がスッキリしないという方は、この仙腸関節を動かすことがとても大事なのです。

◉スマホ生活が見た目年齢を老けさせる！

悪い姿勢になる原因としては、歳を取ることによって筋肉が衰えてまっすぐに立つことができなくなり、やがて背骨が曲がってくることが考えられます。

しかし、現代では加齢による原因以外にも生活習慣によって悪い姿勢になる人が多数存在します。仕事で長時間パソコンを使う人は多いでしょうし、歩きスマホが社会的な問題になっているように、特に若い世代ではプライベートな時間はスマホを片時も手放さないという人も少なくありません。

パソコンやスマホを使っている人を観察してみると、首が下を向き、頭が前に出る姿勢になっています。ですから、若い人でも頭が前に出て、猫背になっている人が増えているのです。

そして、このような姿勢を続けていると、見た目年齢が5歳、10歳と老けて見えてしまうのです。

◉姿勢を変えれば人生が変わる!

正しい姿勢への意識を持っている人と持っていない人では、将来、びっくりするくらいの大きな差がつきます。

「さかいクリニックグループ」には3D姿勢予測装置があり、姿勢を前後左右真上から赤外線で撮影して3D画像で見ることができます。どのくらい頭が前に出ているのか、膝が曲がっているのかが正確にわかるのです。

さらに、5年後、10年後、15年後、20年後はどうなるのか、予測画像も出せます。悪い姿勢のままだと、いずれ背中も腰も膝も曲がっている《魔法使いのお婆さん》のような姿勢になってしまいます。悪い姿勢はコリや痛みだけではなく、見た目年齢がプラス10歳、プラス15歳にもなってしまうのです。

自分の姿勢をコントロールできるようになれば、人生は変わっていきます。姿勢が変われば、大げさではなく人生が変わるのです。

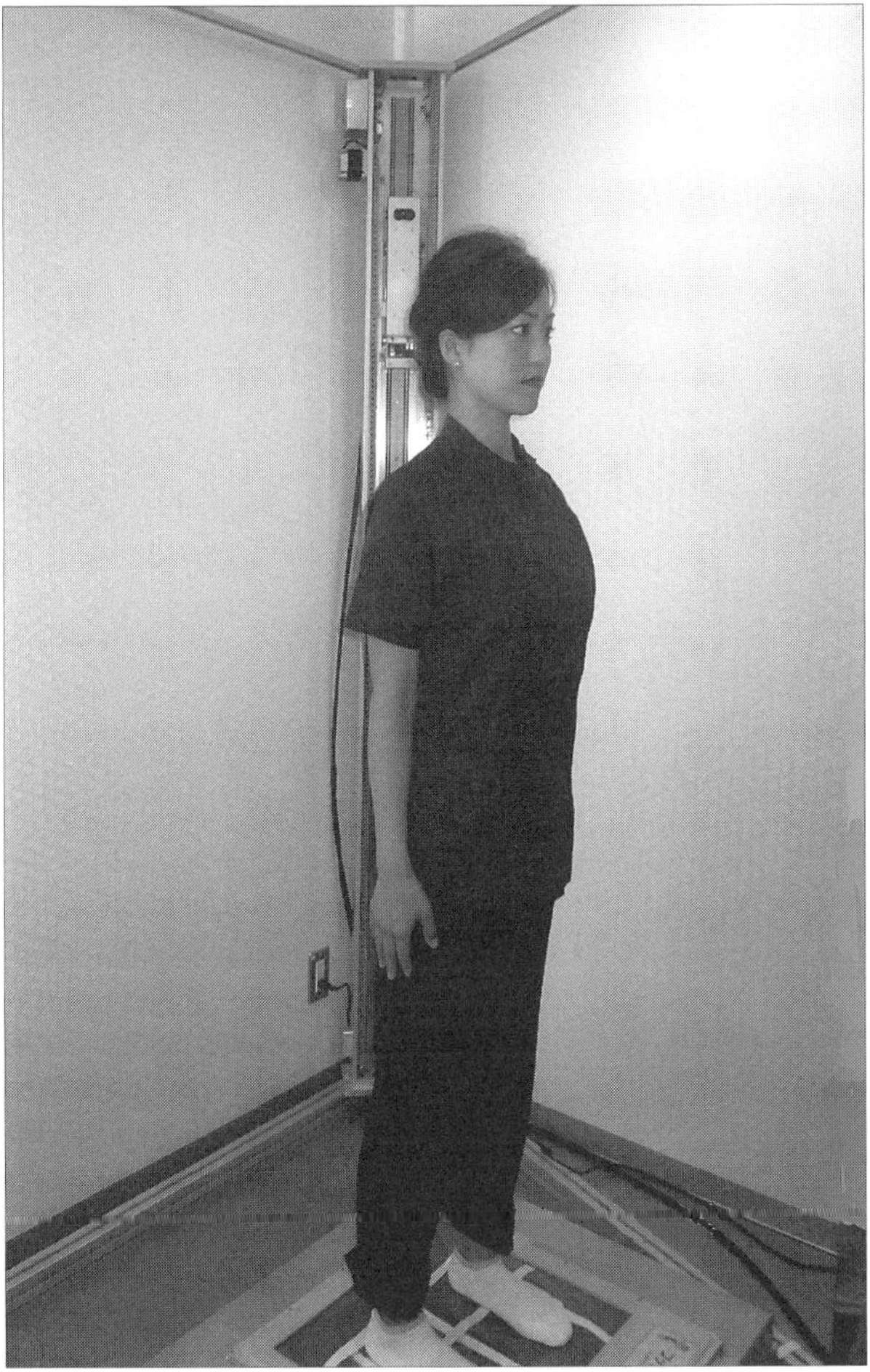

３Ｄ室での測定

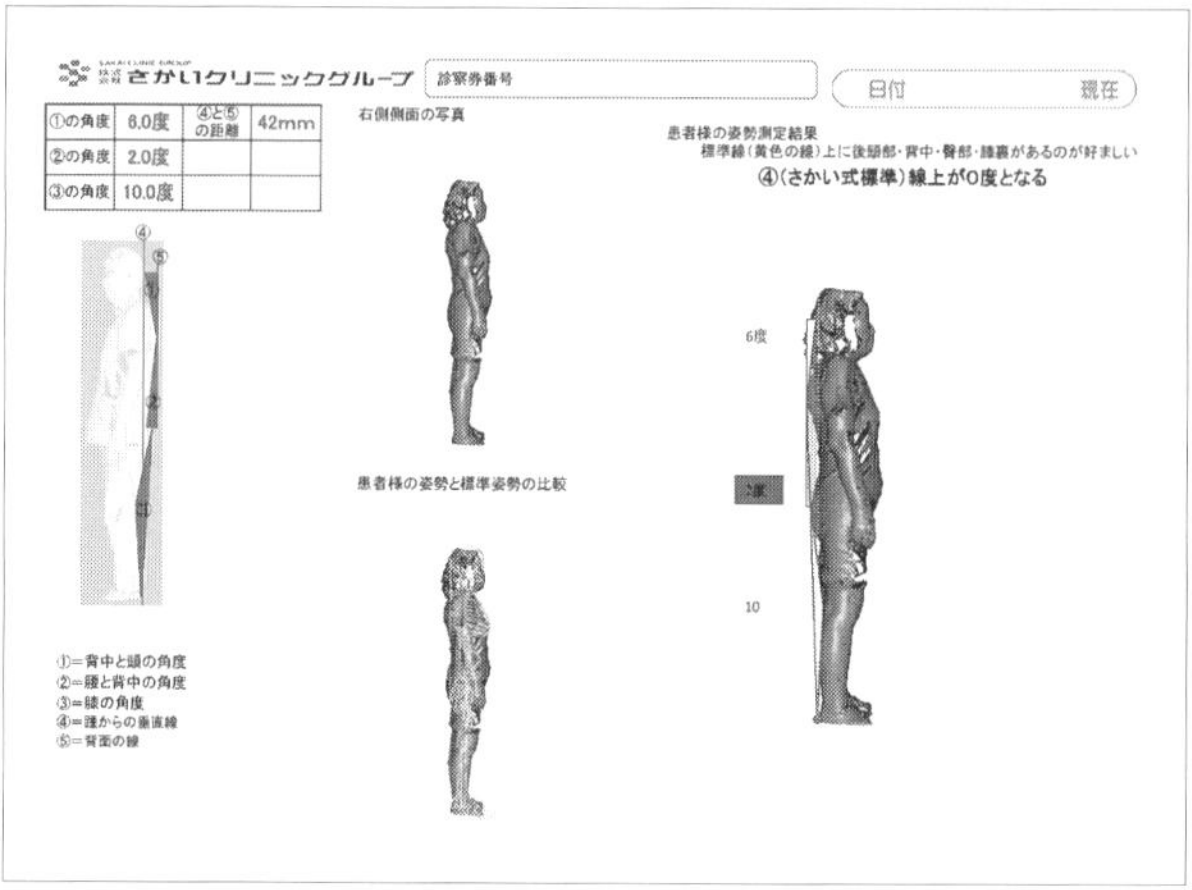

姿勢分析画面

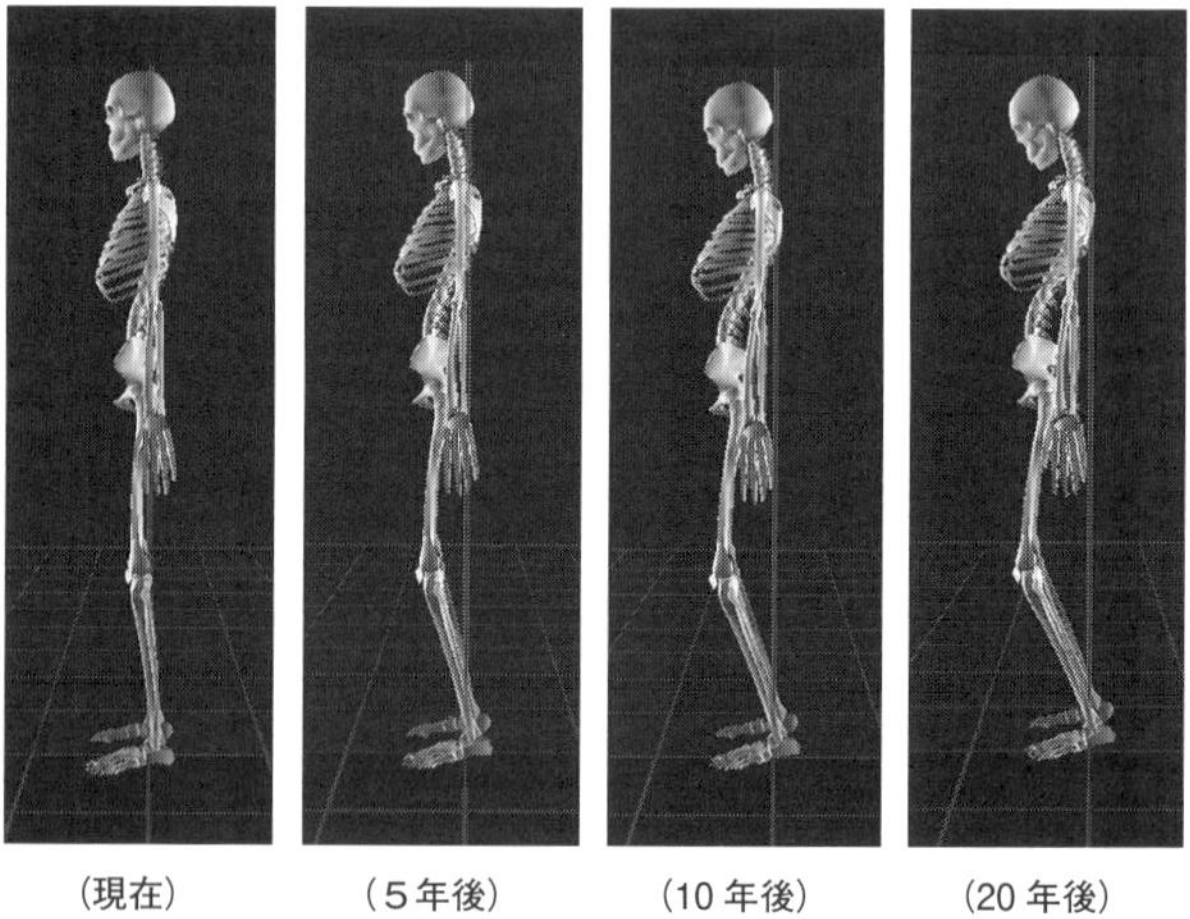

（現在）　（５年後）　（10 年後）　（20 年後）

姿勢の変化予測

PART 2

見た目年齢マイナス5歳のボディメイク

人生を変える5つのポイント……❶アゴを引く

アゴを引いてストレートネックを防ぐ

見た目年齢がプラス5歳、プラス10歳と老けて見える悪い姿勢を改めるには、どうしたらいいのでしょうか。

まず、アゴをしっかりと引いてください。アゴを引くと頭が背骨の上に載るようになります。頭の重さは体重の約1割と言われています。体重50kgの人なら5kg、60kgの人なら6kgの重さを支えるために頸椎（首の骨）は緩やかなカーブを描いて、背骨の上に載っています。頸椎と背骨で、うまく負荷を分散しているのです。

ストレートネックと正常な状態

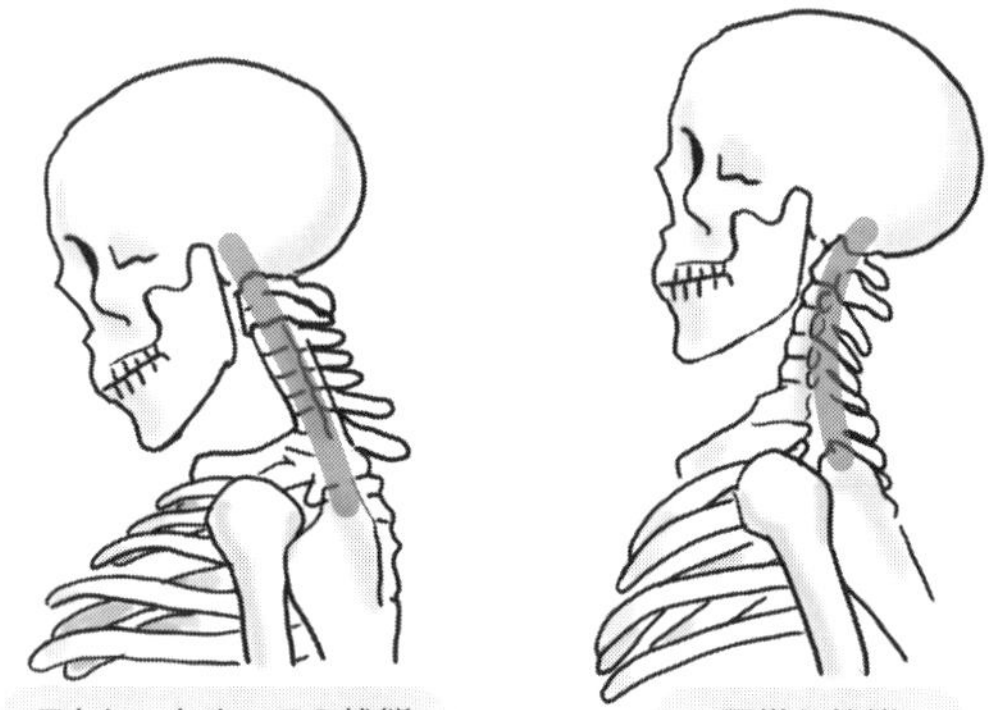

ストレートネックの状態　　正常な状態

ところが、パソコンやスマホなどでうつむいた姿勢を長時間続けていると、頭が前傾します。やがて頸椎も前傾してカーブが失われ、頭の重さを頸椎だけで支えるようになり、ストレートネックと呼ばれる状態になるのです。

ストレートネックを改善して良い姿勢を取るには、頭を背骨に載せるように意識することが大事です。

横から見た時に、耳の穴と肩のラインが一直線になるくらいアゴを引くと、背骨の上に頭が載るようになります。目線は下ではなく前です。

人生を変える5つのポイント………❷両肩を開く

胸を張ってアンチエイジング

肩甲骨を背中の真ん中に寄せ、両肩を後ろに引くようにして胸を張りましょう。スマホやパソコンでうつむき姿勢が体に染みついていると、前かがみで肩が前に出てきてしまいます。いわゆる《巻き肩》です。

肩を後ろに引くことで、正常な位置に戻すことができます。胸を張った姿勢は美しく、見た目年齢を若返らせます。

人生を変える5つのポイント………❸骨盤を立てる

骨盤を立てれば一瞬にしてヒップアップ

「骨盤を立てるって？」と意味がわからない人もいるでしょう。31ページのイラストを見てください。骨盤が後ろに倒れていると（骨盤後傾）、下腹が出てお尻が下がります。

疲れてくると、こんな姿勢になりがちですから、後傾している骨盤をしっかりと立ててましょう。立てる感覚がわからない方は、おへその下に軽く力を入れてみてください。そうすると、自然に骨盤が立ってきます。

骨盤を立てると、お腹が引っ込み、お尻は上がります。それだけで見た目年齢が違ってきます。筋トレやダイエットをしなくても、骨盤を立てれば一瞬にしてヒップアップが可能なのです。

骨盤を立てると、その上に背骨がまっすぐに載り、重心バランスが安定します。土台である骨盤が後傾していると、背骨も曲がってしまうのです。骨盤を立てて重心バランスが安定すると、他の関節もスムースに動くようになり、関節の周囲の筋肉が働くようになり、代謝がアップします。

良い姿勢、悪い姿勢

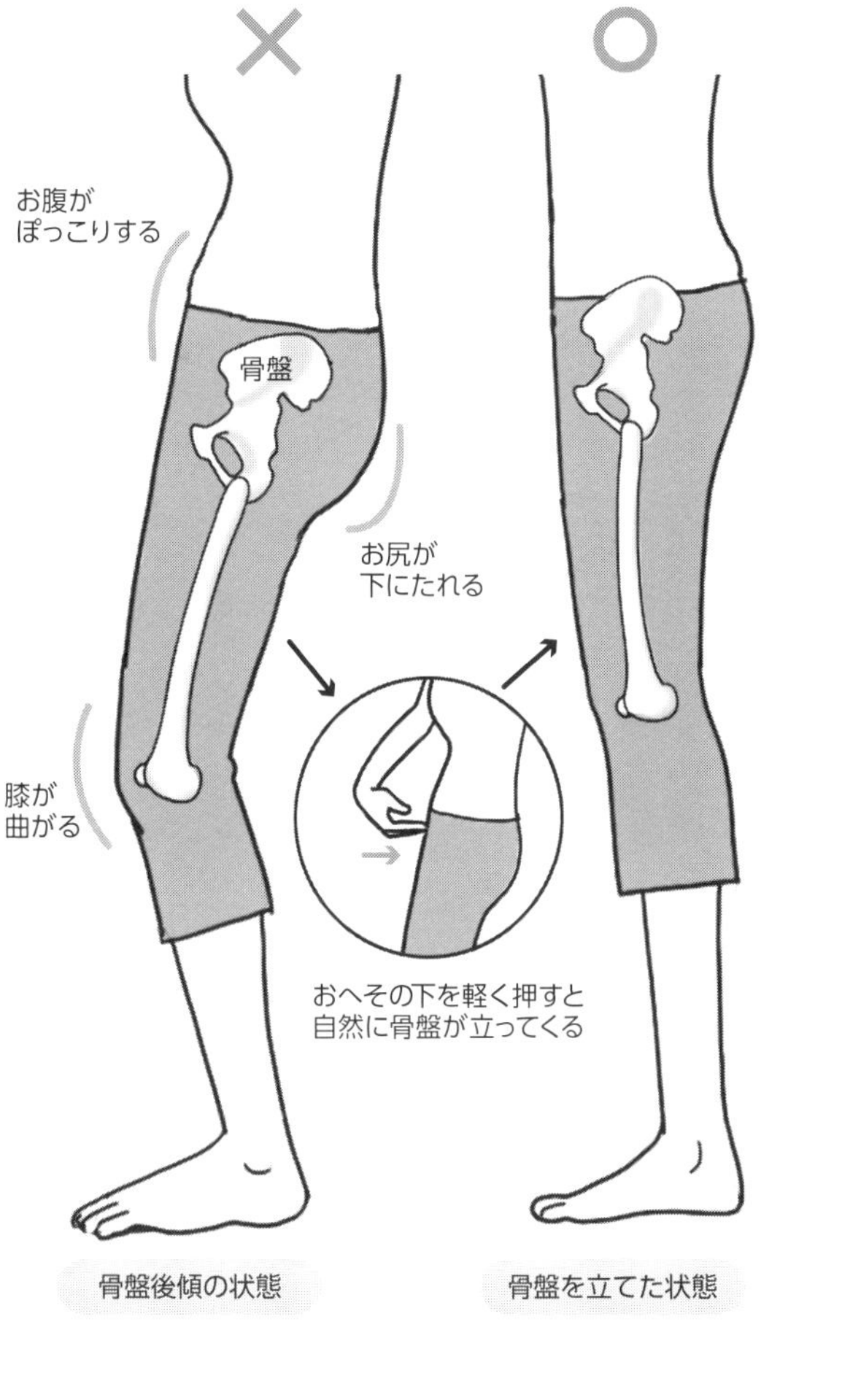
×
○
お腹が
ぽっこりする
骨盤
お尻が
下にたれる
膝が
曲がる
おへその下を軽く押すと
自然に骨盤が立ってくる
骨盤後傾の状態
骨盤を立てた状態

人生を変える5つのポイント………❹膝を伸ばす

膝を伸ばしてスラッとした足に

上半身がいつも前かがみになっていると、バランスを取るために膝が曲がってきます。膝はまっすぐに伸ばしましょう。膝が伸びていると、足がスラッとキレイに見えます。

膝が曲がった状態が続くと膝関節に負荷がかかり、膝痛が生じやすくなります。将来、膝痛に悩まされないためにも、膝をまっすぐ伸ばすクセをつけましょう。

人生を変える5つのポイント………❺体重を後ろ側にかける

モデルウォーキングがお勧め

体重の7割を体の後ろ側にかける気持ちで立ってください。体を支える背骨は体の後ろ側についています。ですから、背骨に重心を載せるには、体重を後ろ寄りにかけなければいけません。

パソコンやスマホの操作などで頭が前に出ていると、重心も前にかかってきます。背骨に重心をかけるには、そっくり返るくらいの気持ちで後ろに体重をかけなければいけません。とはいえ、「体重の7割を後ろ寄りにかける」と言われても、最初はわかりにくいでしょう。そこで、オススメなのが〝本載せウォーキング〟です。

モデルさんや女優さんが美しい歩き方を習得するためにやっているという、頭に本を載せて歩く訓練をご存知の方も多いのではないでしょうか。

頭に載せた本を落とさないように歩くには、アゴを引いて胸を張り、骨盤を立てて膝をまっすぐに伸ばし、体重を後ろ寄りにかけないといけません。つまり、正しい姿勢でないと、本は落ちてしまうのです。

◉たった5秒で理想のボディメイク！

「アゴを引く」「両肩を開く」「骨盤を立てる」「膝を伸ばす」「体重を後ろ側にかける」と（20ページ参照）、5秒で理想のボディメイクができます。お腹はひっこみ、ヒップは上がり、足はスラッとするのです。

良い姿勢になれば、見た目年齢がマイナス5歳、マイナス10歳と若返ります。ぜひ、今日から実践してみてください。

5つのポイントを意識して良い姿勢を取ったら、鏡を見たり、写真を撮ったりしましょう。いつもと違う、若返った自分を客観的に認識できるはずです。

歩いている姿を動画で撮るのもオススメ。歩行動作には普段の姿勢が現れます。前かがみの人は、前かがみで歩いています。家族や友人にスマホで撮ってもらい、動画で5つのポイントが守られているか確認してみましょう。人間の体は意識するだけで違ってきます。自分の姿勢を常に意識することが、ボディメイクの基本です。

◉人生に幸運を呼び込む良い姿勢

大げさではなく、良い姿勢を身につけることで人生は変わります。具体的にどんな効果があるのかを挙げてみましょう。

①女子力アップ！

姿勢が良いと着ている洋服が映えます。高価なブランド服を着ていても、アゴが前に出て、背中が丸まっていたら、魅力的には見えません。

良い姿勢は、確実に女子力をアップします。恋愛、婚活に有利なことは言うまでもなく、小さなお子さんのいるママも、独身時代の若さを保てるでしょう。シニアの女性はマイナス５〜10歳の若々しさをキープして、美魔女の仲間入りです！

②仕事の評価もランクアップ！

営業職ならば、姿勢が良い人と悪い人では、第一印象が違ってきます。さらに、良い姿勢でいると関節がスムースに動くようになり、フットワークが良くなります。クライアントに好印象を与えるでしょう。

デスクワークでも、アゴを引いて、胸を張り、骨盤を立てた姿勢を保っていれば、颯爽としていて信頼感が得られます。上司も、いつも背中を丸めてパソコンに向かい疲れた雰囲気を漂わせている人より、姿勢の良い人のほうが声をかけやすく、責任ある仕事を任せたくなるのではないでしょうか。

③ 生活に意欲が出てくる

「さかいクリニックグループ」の施術で、姿勢が良くなり関節が動き出した人は、痛みが消えて元気になります。

そして、これまで悩まされていた痛みが解消されて元気が出てくると、やりたいことが起こってくるのです。例えば海外旅行に行きたい、ダンスを習いたい、ボランティアを始めたいなど、趣味や生き甲斐が見つかり、イキイキと人生を楽しまれるようになります。

◉悪い姿勢はさまざまな不調の原因に

良い姿勢はいいことばかりですが、反対に悪い姿勢は見た目だけではなく、健康面にも悪影響を及ぼします。

自律神経は背骨の近くを通っています。姿勢が悪いと背骨のバランスが崩れ、自律神経の働きも悪くなり、さまざまな症状が出てくるのです。頭痛、めまい、吐き気、耳鳴り、不眠症、イライラ、気分の落ち込みなどです。さらに、急にカッと熱くなるホットフラッシュのような更年期障害も、自律神経失調が影響していると考えられています。「さかいクリニックグループ」では、姿勢の改善によって、このような症状が解消された方が多数いらっしゃいます。

また、子宮は骨盤の中に入っていますから、骨盤が正しい位置になければ、周辺の血流も悪くなり、生理痛や生理不順の原因になりかねません。

前かがみの姿勢が胃に圧力をかけて、逆流性食道炎の原因の一つになっていることもわかっています。

逆流性食道炎とは、胃酸の逆流によって食道に炎症が起こり、胸やけになる状態です。食欲不振、気分の落ち込み、不眠などの症状を引き起こし、仕事や日常生活に支障をきたすこともあります。以前は暴飲暴食の中高年男性に多いとされていたのですが、今は前かがみの若い世代にも多くなっているそうです。

そのほかにも、姿勢が悪いと喘息になりやすく、風邪をひきやすいと考えられています。アゴが前に出て、肩が内側に閉じて前傾すると、深呼吸がしにくくなり、肺活量が落ちてしまうからです。

このように悪い姿勢が健康に及ぼす悪影響は、決して少なくありません。美しいボディは健康という土台がなければ実現できません。健康のため、美しいボディのために、良い姿勢を心がけてください。

PART 3

簡単エクササイズで理想のボディをゲット

◉良い姿勢を作る関節ウォーキング

健康のために1日1万歩と言われています。4000歩しか歩いていないと要介護になりやすく、2000歩では寝たきり予備軍になるそうです。日常生活だけでは3000歩程度なので、もう少し歩くことを心がけ、1万歩は無理でも8000歩程度は歩いていただきたいと思います。

しかし、悪い姿勢のままウォーキングすると、腰痛や膝痛などが出てきます。5つのポイントを守った良い姿勢で、重心を後ろにかけながら、腕を後ろに振ってひねりながら歩くと、関節が動き出し、良い姿勢を保てるようになります。この歩き方を「さかいクリニックグループ」では関節ウォーキングと呼んでいます。

では、関節ウォーキングのやり方について詳しく説明しましょう。

まず、5つのポイントを守った正しい姿勢で立ち、目線を少し上げ、まっすぐ前を向いてください。両腕をL字に構えましょう。この姿勢で歩き始めます。

かかとから着地し、つま先で蹴り出します。蹴り出す時は、膝を伸ばします。腕を後ろに大きく振り、同時に腰をひねってください。腰をひねることで、骨盤の仙腸関節の動きが良くなります。

腰を反らし、おへそを突き出すイメージで、前傾姿勢にならないよう注意しましょう。前傾姿勢になると、腰に負担がかかります。体重の7割を後ろに残して綱や平均台を歩くつもりで一直線上を歩くようにしましょう。モデルウォーキングです。

関節ウォーキングは1日10分を目安にしてください。長時間歩く必要も、速く歩く必要もありません。正しいフォームで歩いて、良い姿勢を体に刷り込むことが大事なのです。

お勤めの人は通勤時にと考えがちですが、バッグを持ち、ヒールのある靴をはいている場合が多いので、関節ウォーキングに適しているとは言えません。ウォーキングシューズをはいて真剣にやりましょう。昼休みに靴をはきかえて会社の周辺を歩くのも一案です。人目が気になる方は、早朝や夜に自宅周辺で歩くのも良いでしょう。主婦は家事の合間に自転車で公園まで行き、颯爽としたスポーツファッションで歩くのがオススメ。気分も上がります。

関節ウォーキングには、フォームに集中して歩けるよう、まっすぐで車の往来が少ない道が理想です。関節や筋肉に負担がかかる上り坂、下り坂は避けましょう。

歩くことは自律神経のバランスを整え、「幸せホルモン」と呼ばれる脳内物質のセロトニンも分泌されます。太陽の下で運動をすると、セロトニンが分泌されやすくなるので、昼間に関節ウォーキングすれば明るい気分になれるでしょう。

一日24時間のうちのたった10分。それを続けるかどうかで、一年後、二年後の自分の姿が変わってくるのです。ぜひ、今日からチャレンジしてみましょう！

関節ウォーキング

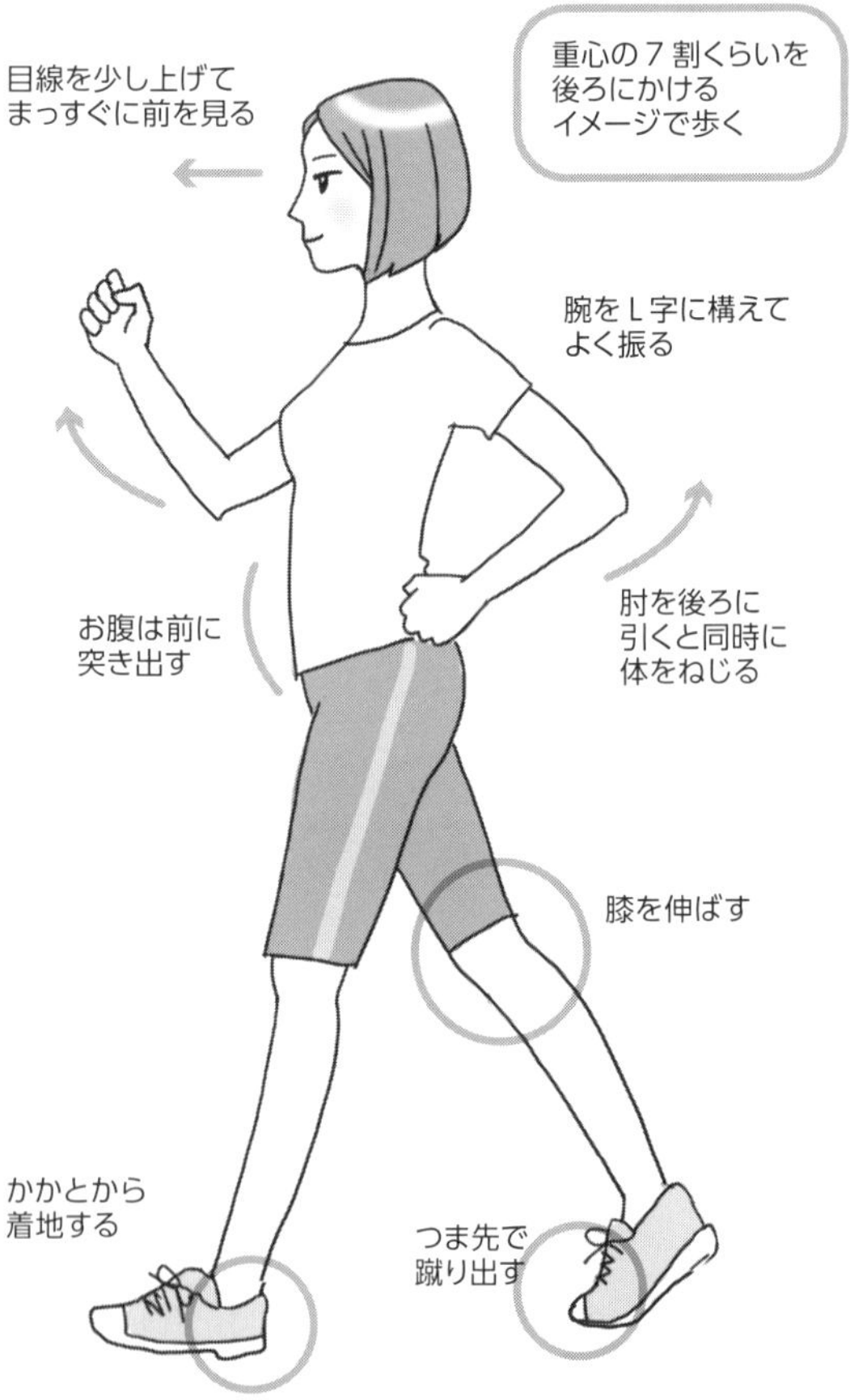
重心の7割くらいを
後ろにかける
イメージで歩く
目線を少し上げて
まっすぐに前を見る
腕をL字に構えて
よく振る
お腹は前に
突き出す
肘を後ろに
引くと同時に
体をねじる
膝を伸ばす
かかとから
着地する
つま先で
蹴り出す

◉美しいボディを作るセルフケア・体操編

❶アゴ押し体操

ストレートネックを防ぎ、首のシワが取れる！

前に出てきがちな頭部を、背骨の上の正しい位置に戻す効果があります。いつもうつむいていることでできる首の前側のシワも取れます！　いつでも、どこでもできるので、気がついた時に小まめにやりましょう。

❷いないいないばあ体操

猫背を矯正し、肩・背中の筋肉を気持ちよくストレッチ

前傾姿勢を防ぎ、首コリや肩コリの緩和効果もバッチリです。

アゴ押し体操

①正しい姿勢で立つか座り、
頭を前に出す

体の位置を動かさず、
頭をできるだけ前方向に出す

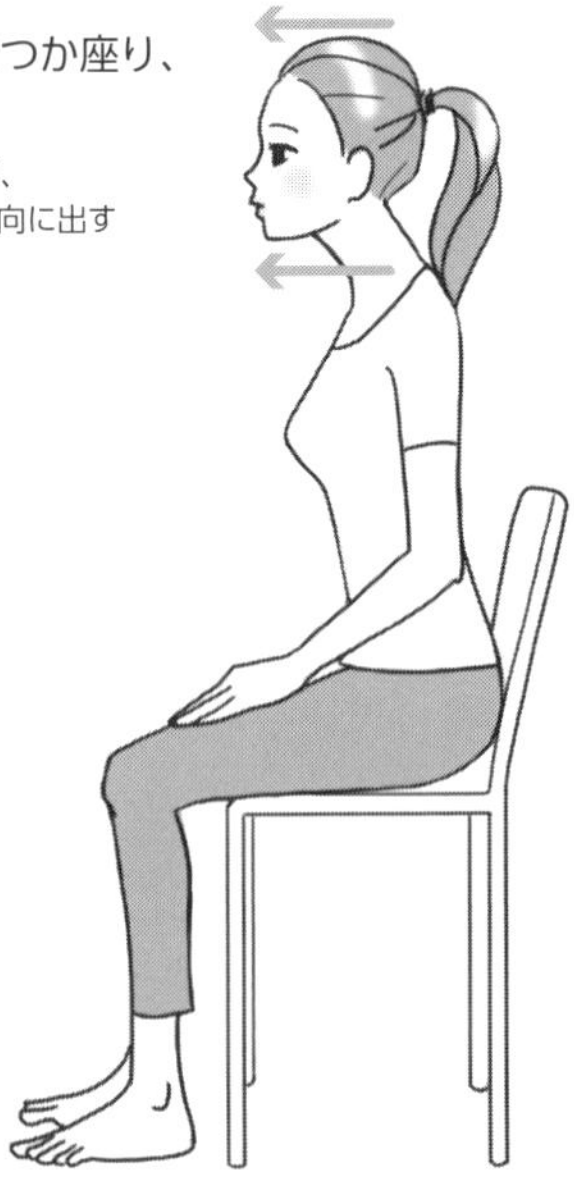

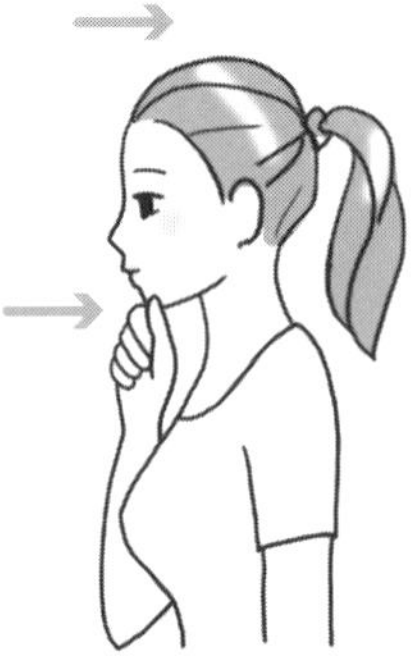

②アゴに手を添え、
頭を後ろへスライドさせる

首ごと後ろにスライド
させるように押し込む

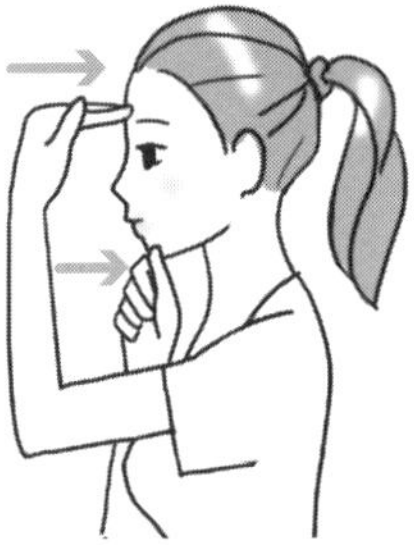

※うまく押し込めない場合は
もう片方の手で
額を押すようにする

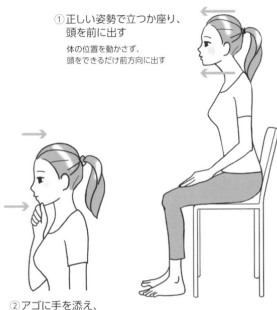

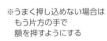

いないいないばあ体操

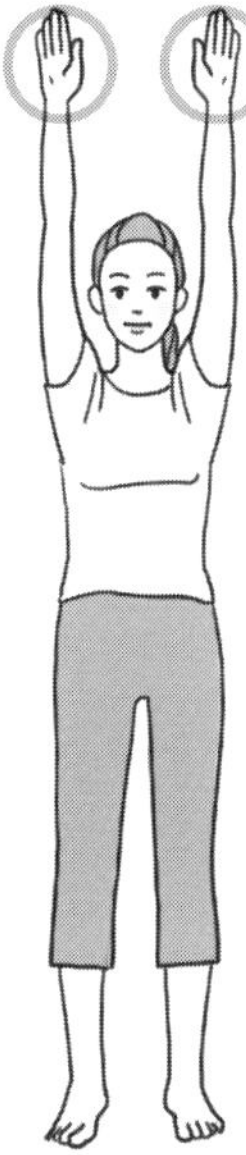

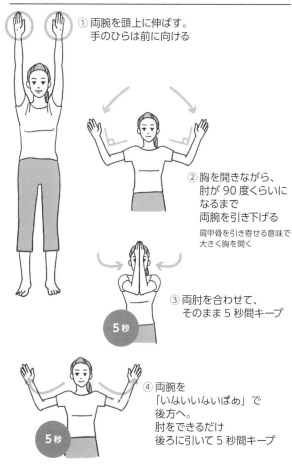

① 両腕を頭上に伸ばす。
手のひらは前に向ける

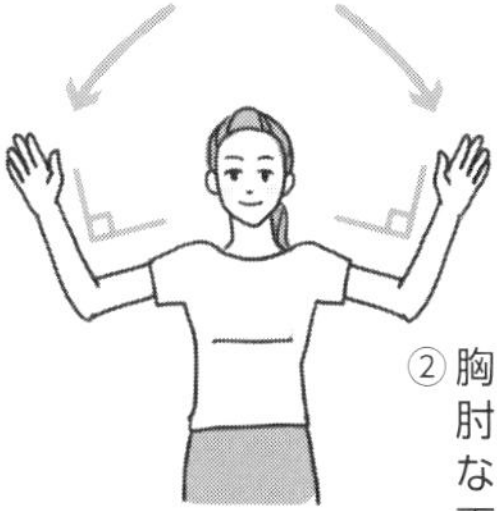

② 胸を開きながら、
肘が 90 度くらいに
なるまで
両腕を引き下げる

肩甲骨を引き寄せる意味で
大きく胸を開く

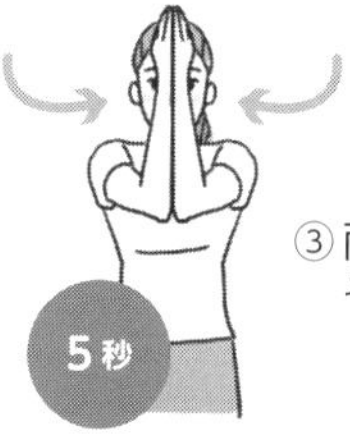

③ 両肘を合わせて、
そのまま 5 秒間キープ

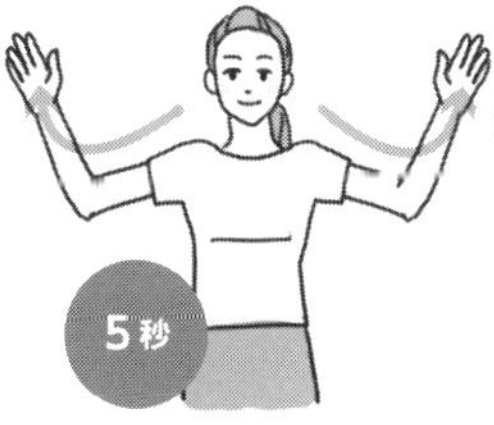

④ 両腕を
「いないいないばあ」で
後方へ。
肘をできるだけ
後ろに引いて 5 秒間キープ

③胸張り体操

背骨のS字カーブを取り戻す

胸椎を開いて胸を張ることで、パソコンなどデスクワークで前に傾きがちな重心を後ろにシフト。背骨のS字カーブを取り戻し、背中の筋肉の緊張も緩みます。イスに座ったままできるので、デスクワーク中に時々行うと効果的です。

④オットセイ体操

前寄り重心の腰を正しい位置に

前かがみや中腰姿勢で前傾している腰を、オットセイのように大きく反らすことで正しい位置に戻します。腰や背中の張りやだるさがなくなりスッキリ！　うつ伏せになる体操なので、朝晩の起床前、就寝前にやるのがオススメです。

胸張り体操

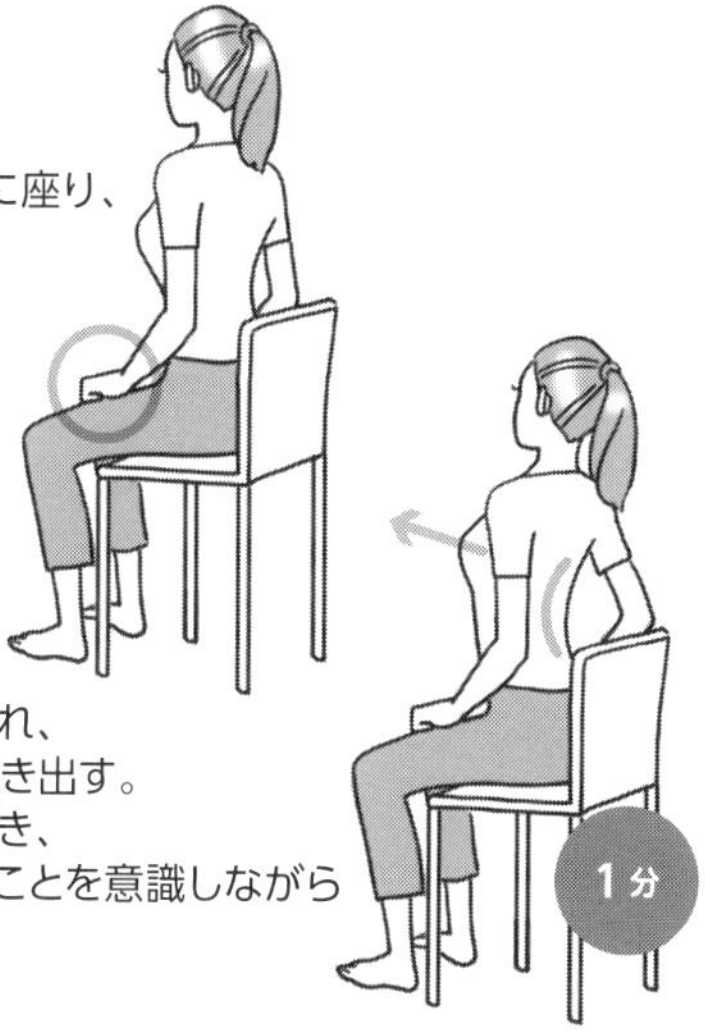

① 正しい姿勢でイスに座り、
両手のこぶしを
太腿の上にのせる

② こぶしに力を入れ、
胸を斜め上に突き出す。
両肩を後ろに引き、
腰が反っていることを意識しながら
1分間キープ

床で行う場合

正座をして体の後ろで手を組み、視線をまっすぐ前に向ける。
腕を上に引き上げながら、胸を斜め前方に突き出し、
腰を反らせて1分間キープ

※正座でうまく
胸が張れない場合は、
イスの背もたれに
組んだ手をのせて行っても、
同じ効果が得られる

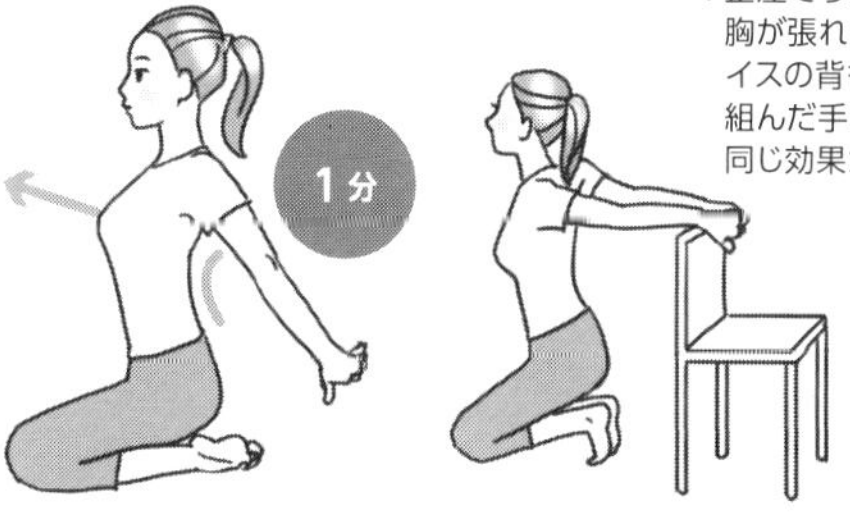

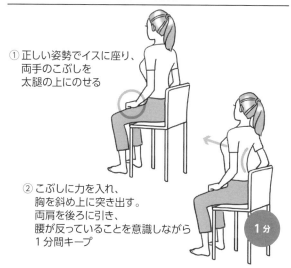

オットセイ体操

① うつ伏せになり、
両手を床につけ、肘も床につける

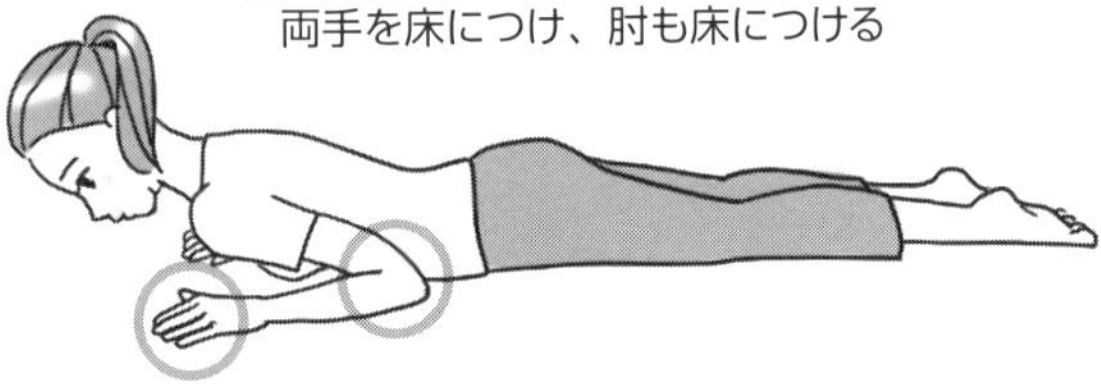

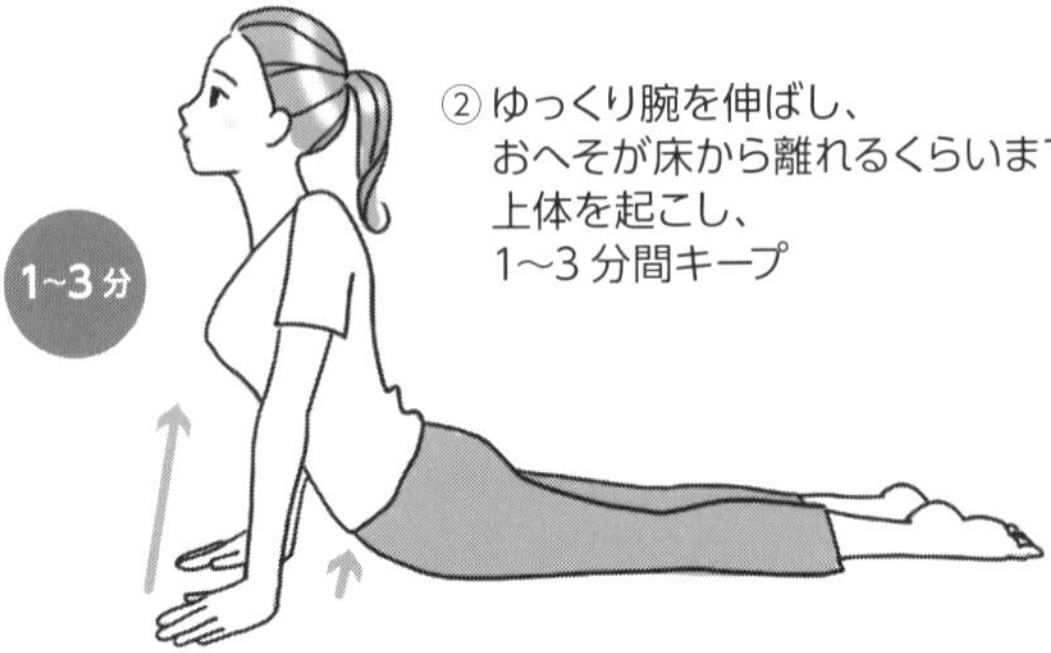

② ゆっくり腕を伸ばし、
おへそが床から離れるくらいまで
上体を起こし、
1~3分間キープ

上体を反るのが辛い場合

肘をつき、おへそも床につけて上体を起こす。
だんだん慣れてきたら、①と②にチャレンジを

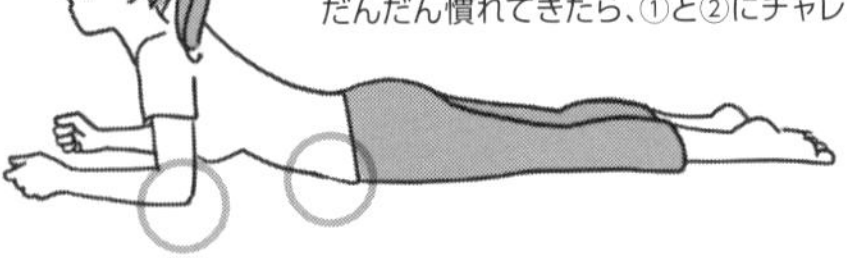

◉美しいボディを作るセルフケア・ストレッチ編

テニスボール・ストレッチ①　首

頸椎を緩めてストレートネックを改善

硬式テニスボール２個をテープで固定します。頭部の重みで狭くなりやすい頭と首の間の関節を刺激して緩ませます。ストレートネック防止、首や肩コリにも有効。

テニスボール・ストレッチ②　胸

前傾姿勢を正して背筋をのばす

肩甲骨と腰の中間にある胸腰椎を刺激することで、前傾姿勢によって固まった腰の上の筋肉がほぐれ、背筋がのびて良い姿勢になります。

首のテニスボール・ストレッチ

① 硬式テニスボール２個を
テープで巻いてまとめる

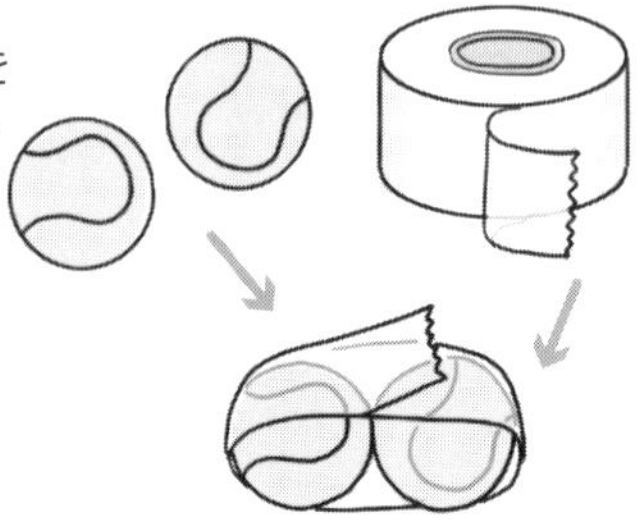

② 後頭部の下側の出っ張りを見つけ、
その下にテニスボールを当てる

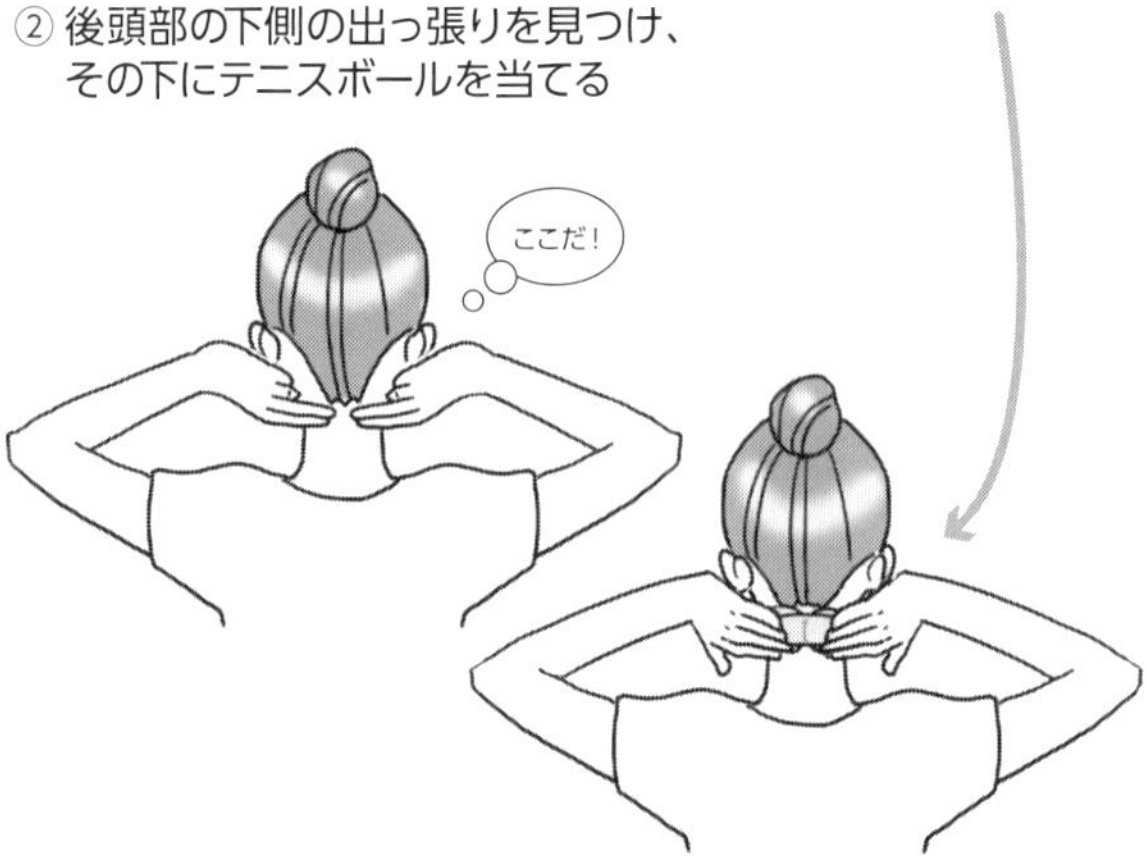

③ ボールを当てたまま寝そべる
※フローリングや畳など硬い床に寝ること。
布団やベッドの上は NG

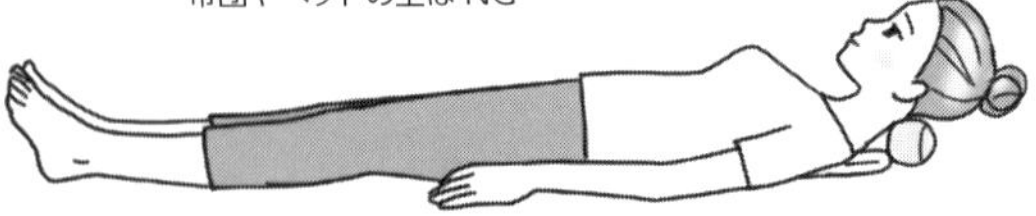

胸のテニスボール・ストレッチ

① 肩甲骨と腰の中間地点に
テニスボールを当てる

※女性の場合はブラジャーのあたり
※テニスボールが左右同じ高さで
中央に来るよう注意する

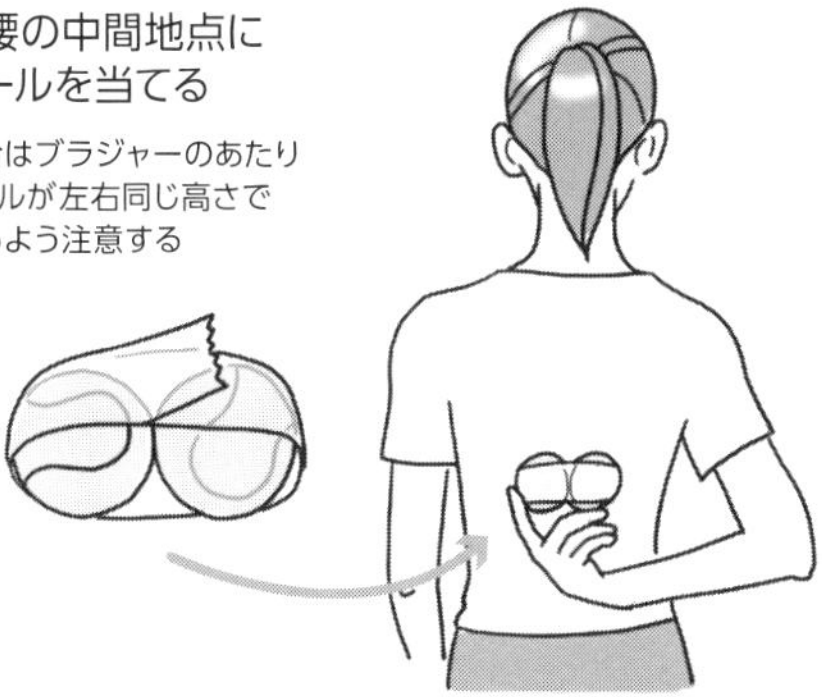

② そのまま硬い床に仰向けに寝る
リラックスしてテニスボールに体重を預け、
1～3 分間キープ

1~3 分

※テニスボールの位置がずれないように注意する

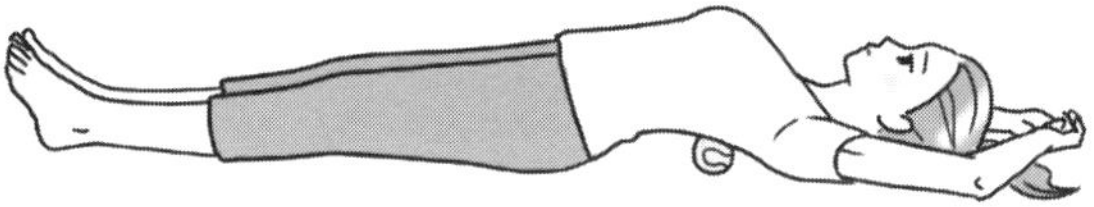

テニスボールがない場合

固く巻いたバスタオルで
代用しても OK

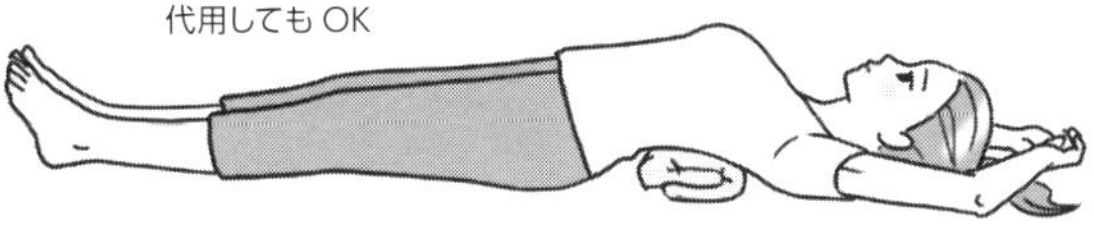

テニスボール・ストレッチ③　腰

仙腸関節を緩めて代謝アップ

上半身を支え、クッションの役割を果たしている仙腸関節を刺激することで、全身の関節をスムースに動かし、関節の周囲の筋肉が働き出すことで代謝がアップします。肩コリ、腰痛や膝痛などにも効果があります。

腰のテニスボール・ストレッチ

① 背骨の最下部にある尾骨に手を当て、その上にテニスボールを当てる
※尾骨はお尻の割れ目の上の出っ張りです

② ボールを当てたまま仰向けになる
※ボールが仙腸関節に当たり、《痛気持ち良い》感覚があれば OK

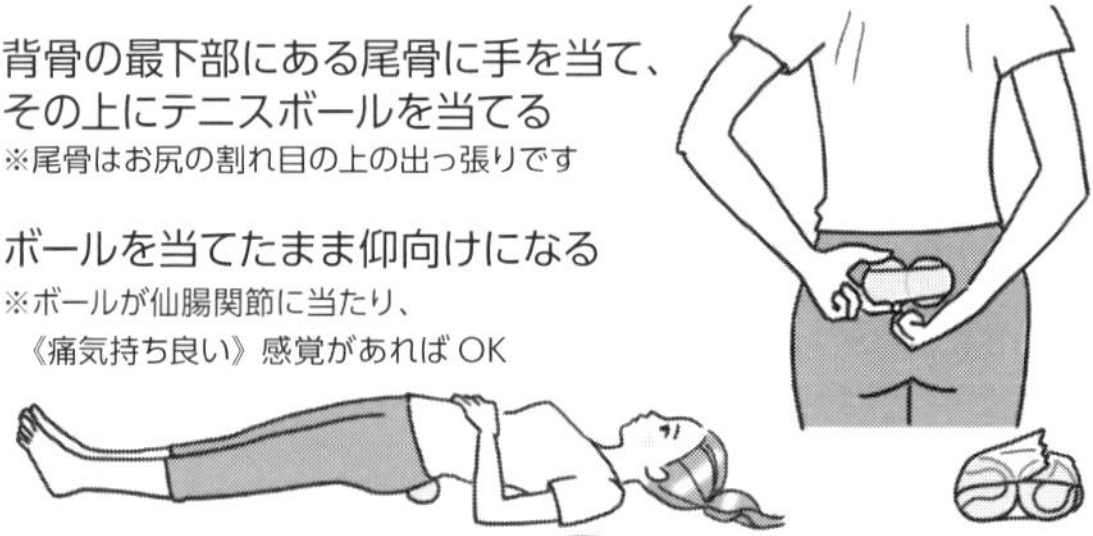

腰に痛みがある場合

膝を曲げた姿勢で行う

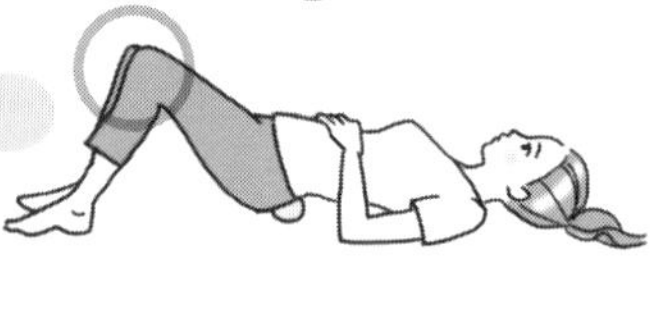

ます。

◉目先のラクより、未来の美魔女に！

「注意一秒、ケガ一生！」という標語がありますが、姿勢も同じようなことが言えます。

私たちは日常生活で、どうしてもラクな姿勢に流されがちです。ふかふかのソファにダラーンと腰かけたり、デスクワーク中も背中を丸めていたりすると、ラクに感じますが、そのうち、ラクな姿勢が身についてしまうのです。

目先のラクばかり追いかけていると、長い間に背は丸まり、体中の関節に負担がかかり、肩コリや腰痛、膝痛などが出て、さらに悪化するとヘルニアになったりします。腰も曲がってくるでしょう。

26ページに載っている姿勢の悪い人の5年後、10年後、20年後の3D画像を見直してください。ラクな姿勢ばかりとっていると、冗談ではなく腰の曲がった《魔法使いのお婆さん》のようになってしまうのです。

人間は意識するだけで違ってきます。目先のラクを選べば将来は《魔法使いのお婆さん》に、ちょっと頑張って良い姿勢をとれば、マイナス10歳、マイナス15歳の《美魔女》になれるのです。

ぜひ、良い姿勢の5つのポイントを意識し、美しいボディを作るセルフケアを毎日実践していただきたいと思います。

セルフケアで良い姿勢になりました！

◉猫背が直り、見た目年齢がマイナス10歳に！

立ったまま、あるいは座ったままと同じ姿勢を続けることが多く、実験などで重い物も持つ仕事に就かれている40代の女性が、右手の痺れや腕のだるさ、首の痛みなどを訴えて「さかいクリニックグループ」に来院されました。

首やアゴが前に出ていて、上部胸椎が盛り上がるほどの猫背で、右肩は前に巻き込まれている状態です。前かがみの姿勢で腰が反れず、膝も少し曲がっています。壁に背を向けて立ってもらうと、後頭部が壁につかず、膝も伸びていません。

まず、関節包内矯正で背骨や仙腸関節を動かし、良い姿勢を作れる環境を整えました。そして、セルフケアとして首と腰のテニスボール・ストレッチ、アゴ押し体操、いないいないばあ体操、胸張り体操などをやっていただきました。

首がスーッとラクになり、2カ月後にはほとんど痛みがなくなったとのこと。仕事中はどうしても前かがみになるので、アゴを引くことと、時々右肩を反らすことを心掛けてもらうようアドバイスすると、数カ月後には猫背が直り、良い姿勢になり、見た目年齢が10歳も若返って見えるように！　もちろん辛い症状が改善されたことが一番ですが、良い姿勢になって周囲から「若くなった」「キレイになった」と言われるようになったことが、とても嬉しいと笑顔で話されました。

◉家でも職場でも若くなったと驚かれるほどの効果が！

接客業の40代の女性ですが、立ち仕事で腰と股関節周辺に痛みが出て来院されました。痛みのある腰をかばうため、膝が曲がり、背中が丸くなり、首はストレートネックになっています。

痛みを取るために関節包内矯正をしたうえで、首と腰のテニスボール・ストレッチ、アゴ押し体操、オットセイ体操（50・52・44・48ページ参照）をやるようにアドバイス。毎日頑張って実践してくださったおかげで、症状が改善すると共に姿勢が良くなりました。

家族や職場のスタッフからも「最近、若返ったんじゃない」と言われ、嬉しかったとのこと。接客業は人に見られる仕事なので姿勢は大事です。痛みを再発させないよう、ストレッチや体操を続けると共に、常に良い姿勢を意識するようお話しました。

◉ストレートネックが解消し、明るい笑顔の素敵な女性に！

デスクワークの30代の女性で、数年前から首や肩のハリやコリが強くなっていました。そのほか頭痛やめまいの症状もあり来院されたのですが、とても真面目な性格から軽度のうつ症状も出ていました。

姿勢を見ると、首が前に出ていて典型的なストレートネックです。まずは姿勢の改善から始めました。

パソコンを見る時、しっかり骨盤を立て、背もたれに背中をつけて座ること。上半身は胸を反るように、アゴは引いた姿勢でパソコンを操作することを守ってもらいました。

さらに、自宅では首と腰のテニスボール・ストレッチ（50・52ページ参照）を行ってもらったところ、ストレートネックが改善して頭痛も少なくなったそうです。

また、首のハリやコリが落ち着き、気分も安定してうつ症状も出なくなり、明るい笑顔が素敵な女性に大変身されました。良い姿勢が女子力アップにつながった例だと思います。

第2章

姿勢分析カットと美髪ケアでハッピーに！

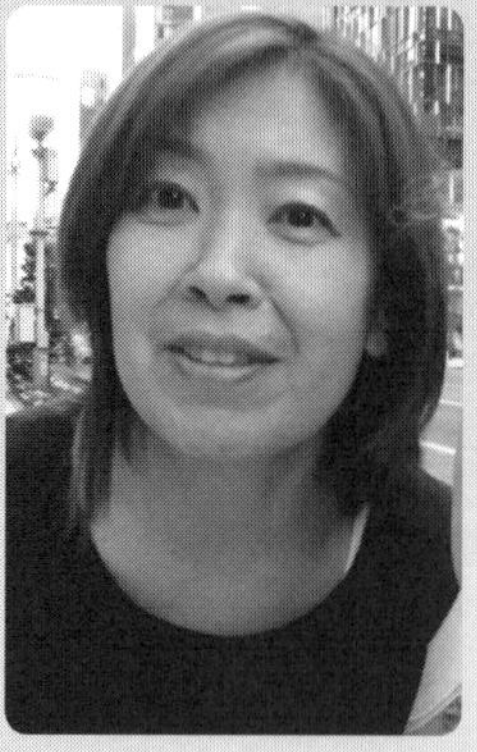

Mai

管理美容師。さかいクリニックグループ・役員。英国修業後、都心の美容室の店長を務め、2016年、東京・王子でヘアーサロン「コンシェル」開設。肩コリや腰痛の解消にもつながる姿勢分析カットを確立し、1日3名限定のきめ細かな対応で高い評価を得るほか、著名人のヘアースタイルの相談も行っている。3児の母

PART 1

姿勢分析カットって何？

◉テニスボール・ストレッチで頭痛が解消！

私が美容師になりたいと思ったのは幼稚園の頃です。美容専門学校を卒業後、美容師として経験を積み、イギリスでも修業してきました。

幼い頃からの夢である美容師となり、やり甲斐を感じながら働いていましたが、私の悩みは頭痛でした。市販の鎮痛剤を服用しなければ我慢できないほどで、頭痛が始まると憂鬱でした。

夫は「さかいクリニックグループ」代表の酒井慎太郎で、スポーツ選手などを含めた多くの方々の腰痛や膝痛などを解消する施術を行っています。マスコミは夫を

《ゴッドハンド》と紹介。痛みを改善する方法として夫が考案したテニスボールを使ったストレッチも、テレビやラジオ、雑誌などで取り上げられ大きな反響を呼んでいます。

でも、妻である私はまったく信じていませんでした。《テニスボール・ストレッチで痛みがなくなるなんて、気のせいでしょ……》と思っていたのです。家で高い枕で昼寝していると、夫は「それ、やめたほうがいいんじゃないのかな」と言うのですが、「この枕、気持ちいいのよ」と言って取り合いませんでした。

ところが、頭痛は一向に治らず鎮痛剤が手放せなくなり、夫に施術してもらうことに。すると、スッキリして頭痛が消えたのです。

現金なもので、そうなると夫の言うことを信用するようになり、枕もはずして寝るように。高い枕で寝ると、首や肩が緊張して筋肉がこってしまうほか、首や頭が前方に押し出され、頸椎のカーブがないストレートネックの状態が睡眠中も続くことになって良くないとか。枕なしで寝てみると、意外に快適でした。

首と頭の境目にテニスボールを当てて仰向けに寝る、首のテニスボール・ストレッチも毎日やるようになり、その結果、頭痛とはさよならできたのです。

◉髪の分け目で顔が傾く!?

その後、夫は私に「疲れてくると顔が傾いてくるね」と言うようになりました。鏡を見ると、確かに私の顔は右側に傾いているのです。原因を考えると、左側で髪を分けて右に流していたのです。右側に髪が多いため重心がそちらに傾き、右足に重心がかかっていたのではないでしょうか。

一日として考えればごくわずかなことでしょうが、それが毎日、何ヵ月、何年、何十年と続けば、体が傾いてくるのも無理からぬことです。

そのように考えると、髪の分け目は体調管理に重要な要素なのかもしれないと気づきました。それからお客様と接する時に観察してみると、右側の分け目の人は左側に不調があり、左側の分け目の人は右側に具合の悪い部分があるように感じました。やはり、重心が傾いているほうに不調が出るのでしょう。

例えば、右の腰の痛みに悩まされている女性がいらっしゃいました。

この方はロングヘアーを左側で分けていて、顔が右に傾き、アゴも右側寄りになっていました。右肩が下がり、バランスを取るため左の肩と腰が上がり気味になり、スカートは左側に少し上がっている状態でした。

このようにヘアースタイルと姿勢の関係を観察していくうちに、いろいろなことがわかってきました。

体が傾いている＝姿勢が悪いことは、さまざまな不調につながります。お客様の姿勢を分析して、ヘアースタイルを変えることで体の傾きを修正し、姿勢の大切さを知っていただくことができればとの考えから生まれたのが、姿勢分析カットなのです。

髪の分け目で顔が傾く

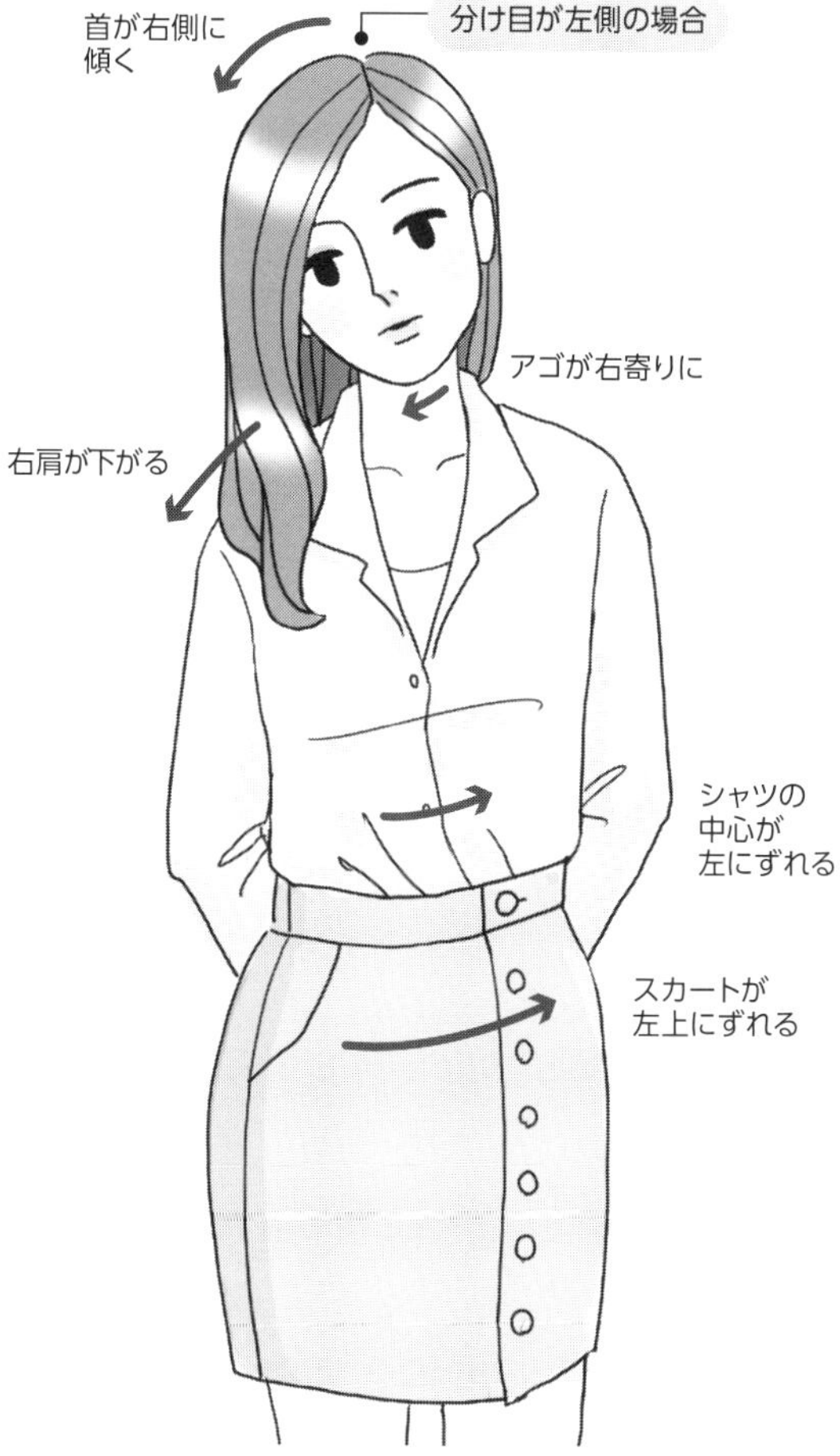

分け目が左側の場合
首が右側に
傾く
アゴが右寄りに
右肩が下がる
シャツの
中心が
左にずれる
スカートが
左上にずれる

◎３Ｄ姿勢予測装置、３Ｄ動作分析装置、足底圧計で姿勢を分析

２０１６年にオープンしたヘアーサロン「コンシェル」では、お客様の望むヘアースタイルを実現すると共に、私の体験を通じて知ったヘアースタイルと姿勢、体調との関係を踏まえて、お客様の健康にも貢献できればと願っています。

「コンシェル」では、希望するお客様に姿勢分析カットを行っています。

姿勢分析と言っても見た目だけで判断するのは難しいので、正確に分析を行うため３Ｄ姿勢予測装置、３Ｄ動作分析装置、足底圧計などで計測します。

３Ｄ姿勢予測装置は、まっすぐに立った状態を計測。横、正面、真上と3方向から撮影します。頭、肩甲骨周り、お尻周りが一直線になっているのが理想ですが、猫背ストレートネックで頭が前に行くと、バランスを取るために腰がひけてきて、猫背になり、背中や腰が曲がっていきます。さらに、膝も曲がってきてしまいます。

一気にそうなるのではなく、5年、10年かけて徐々に悪い姿勢になってしまうの

です。３Ｄ姿勢予測装置では、ストレートネックなど悪い姿勢を放置するとどうなるのか、具体的な骨格の予想写真を出すことができます。皆さん、「えー、こんなになってしまうの！」と驚かれ、姿勢の大切さを感じていただくことができます。

また、３Ｄ動作分析装置は、歩いている動作を左右両方向から撮影します。これは阪神タイガースがバッティングフォームの研究をするために使っていた機械を夫が姿勢分析に活用するために改良したものです。歩行動作も正しい姿勢で行わないとかえって体の不調を引き起こすことになるので、とても大事なことなのです。

足底圧計では体重のかかり方を測定し、正しい姿勢の重心の割合と、今の重心の割合の比較ができます。正しい姿勢の重心の割合は、第１章で述べられているように、後ろに7、前に3です（32ページ参照）。前かがみの姿勢だと前方に重心がかかっています。

これらの計測には、それぞれ4～5分しかかかりません。自分の姿勢がどうなっているのか正確にわかるので、それだけでもやってみる価値はあると思います。

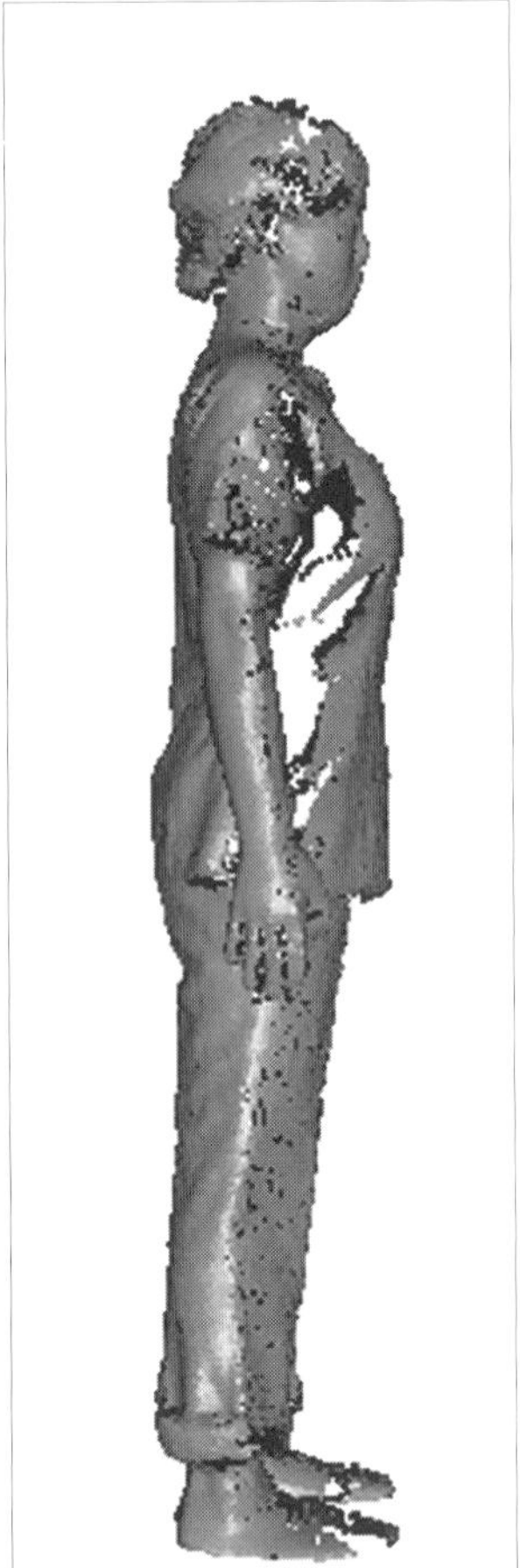

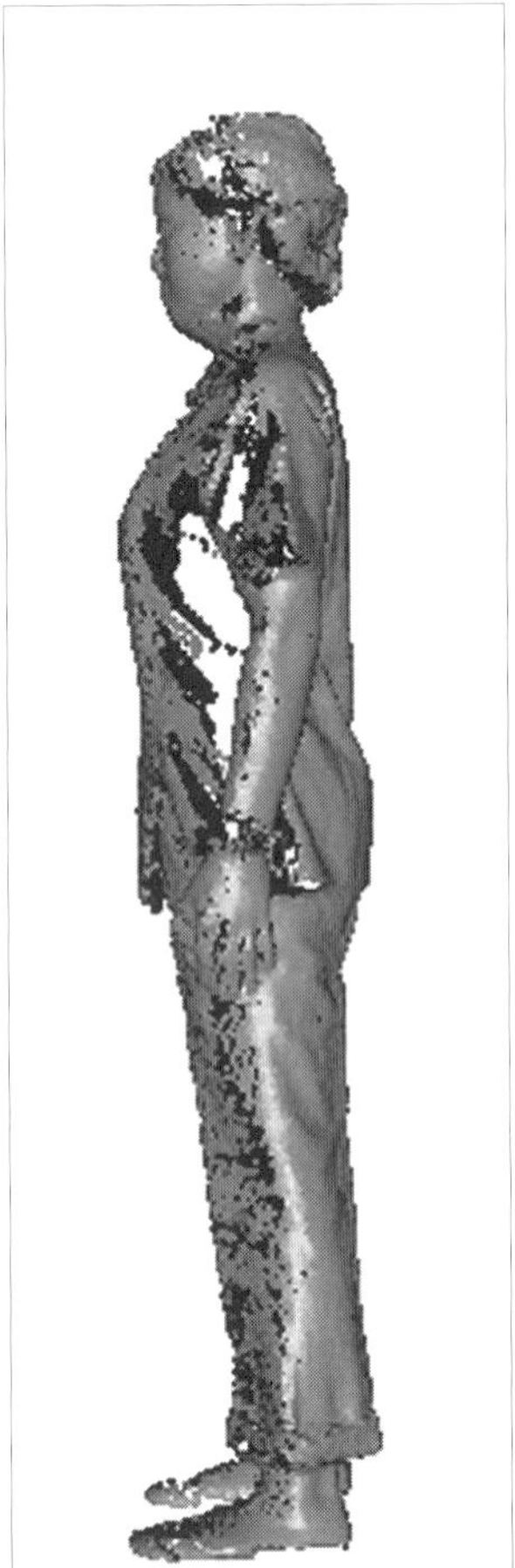

３Ｄによる姿勢分析

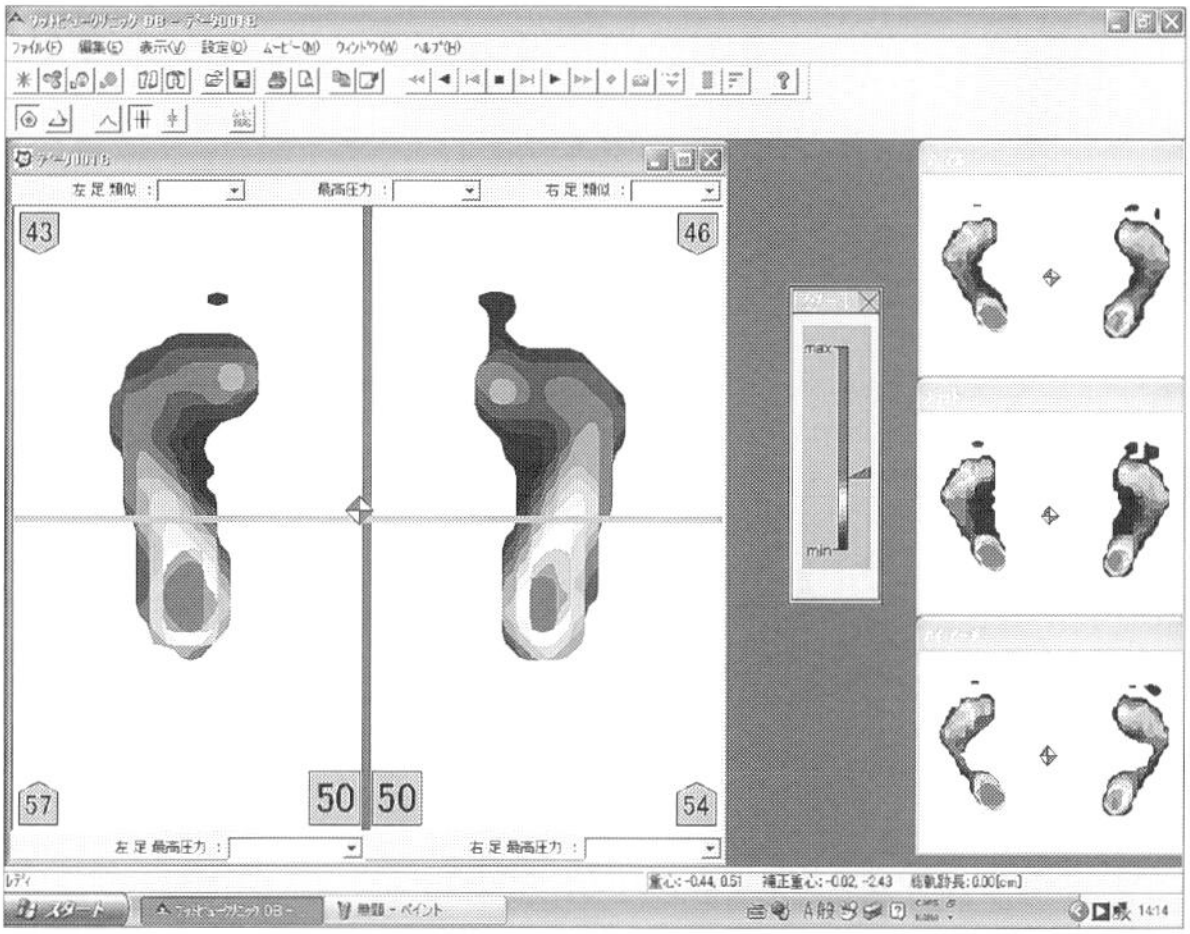

足底圧計による測定

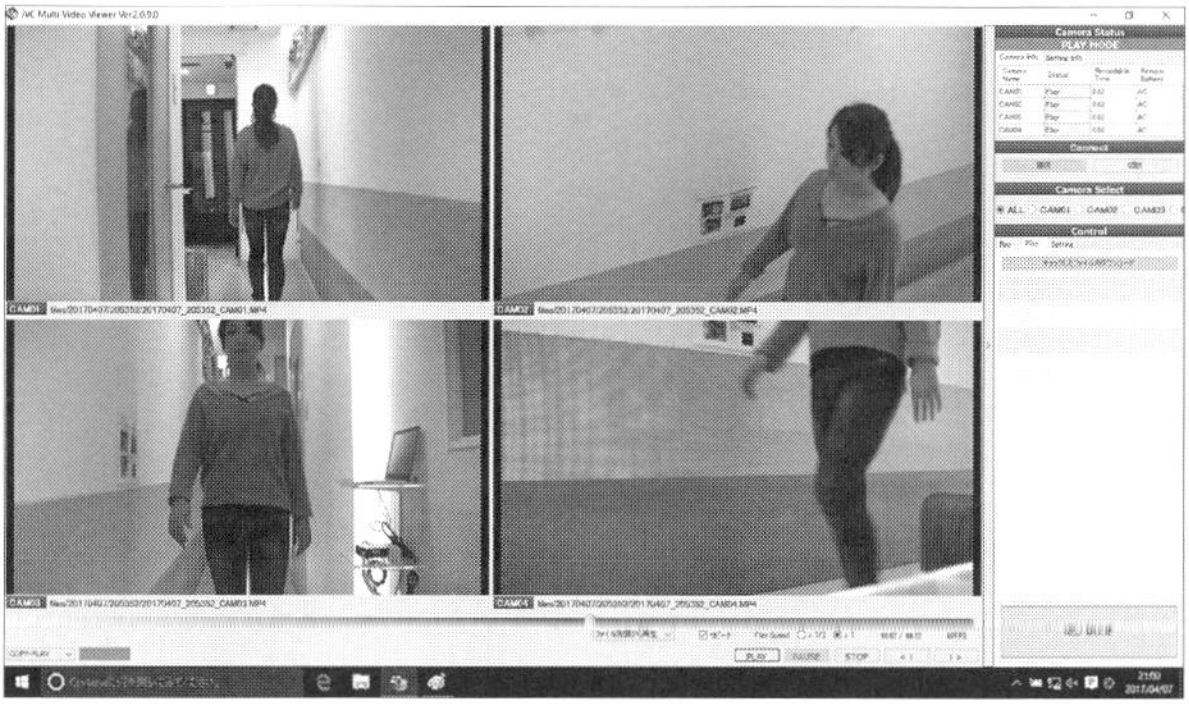

３Ｄによる動作分析

◉これが、Mai流「姿勢分析カット」

同じ分け目を長期間続けていると、紫外線などの刺激を受けて頭皮の色が分け目だけ違っていたり、分け目に抜け毛や白髪などが多くなったりしがちです。そして前述したように、顔や体が傾く原因になりかねません。

3D動作分析装置などで体の傾きがわかり、その原因の一つが髪の分け目だと推測される場合、改善方法はいくつかあります。

まず、分け目を反対側に変えること。すぐに変えられれば理想的ですが、長年同じ場所で分けていた人は、急に変えると日常生活が送れないくらい気持ちが悪くなるケースがあります。体が慣れているので違和感が出るのです。

そんな場合は、お風呂上りに髪を乾かす時だけ反対側に分けて、乾燥させながら10分ほどそのままにしておくようアドバイスします。短い時間でも髪が濡れた状態で反対側にするだけで違ってきます。わずか10分でも毎日繰り返していれば結果は出てきます。少し分け目をずらしても違和感がなくなってくるでしょう。

また、反対側に乾かした後で、いつもの方向へ髪を流すとボリューム感が出るので、ヘアースタイルも決まって一石二鳥です。

たかが分け目、されど分け目です。同じ分け目を続けている人は、ご自分の顔の傾きに気をつけて、日ごろからチェックしてください。朝、晩と最低でも一日二回は鏡を見るはずです。顔が傾いていないか確認し、もし傾いていると思えば、私が提案した改善方法を実行してみてください。今は傾いていない人も、シャンプー後に反対側に分けて乾かせば、予防効果が期待できます。

また、分け目ではなく髪型自体を変える方法もあります。分け目なしに前におろす髪型にしたり、耳にかけたり後ろにもっていく場合もあります。おでこを出すと顔が明るくなって目も大きく見えます。髪が前に来ないので、わずかでも重心が後ろにいき、姿勢も良くなるのではないでしょうか。

れません。

◉ロングヘアーはストレートネックになりやすい？

姿勢とヘアースタイルの関係を考えると、ショートヘアーのほうがいいのかもしれません。

首の骨＝頸椎は緩やかなカーブを描いていて、背骨＝脊椎の上で重い頭を保持しています。ところが、頸椎の緩やかなカーブが失われ、ストレートネックになってしまうと、頭の重みを支えきれなくなり、頭が前に出て、アゴが上がってしまうのです。

そういった視点で考えると、ロングヘアーの人は髪の重さでアゴが上がりやすい傾向があり、ストレートネックになりやすいと言えます。

80年代のバブル華やかなりし頃、ワンレン・ボディコンが一世を風靡しました。当時、ワンレンの女性はラーメンなどを食べる時、片手で流している長い髪を押さえていました。そのまま30年前後ワンレンを続けている人は、ストレートネックになっている可能性大です！

　また、ロングヘアーは、濡らすと体が冷えてしまいます。サーモグラフィーで見ると、体温が下がるのがよくわかります。ですから、ドライヤーで手早く乾かすことが大事なのです（ドライヤーの使い方は１０３ページ参照）。

　では、ショートヘアーがベストかと言えば、冬の寒い時期は首から冷えやすいというデメリットがあります。ですから、ショートヘアーの人は、マフラーやショールで首を巻いて冷えないように気をつけましょう。首を冷やさないことは、冬にかぎりません。例えば冷房が効きすぎている夏場の室内などでも忘れずに注意してください。

◉姿勢分析カット＋テニスボール・ストレッチで5歳若返る！

肩甲骨テニスボール・ストレッチ

前かがみの姿勢で重心が前にかかっている人は、ヘアースタイルを変える姿勢分析カットのほか、肩甲骨と首のテニスボール・ストレッチがオススメです。私もやっていますが、首の痛みやコリが軽減され、姿勢も改善されます。

肩甲骨のテニスボール・ストレッチは、フローリングや畳など固い床に寝て、左右の肩甲骨の中間に2個つなげたテニスボールを当てて静かに体重をかけます。1回3分以内、1日3回までです。

首のテニスボール・ストレッチは、第1章で説明していますので参照してください（49～50ページ）。なお、「肩甲骨」と「胸」のテニスボール・ストレッチでは、ボールを当てる位置が違いますので注意してください。

肩甲骨のテニスボール・ストレッチ

① 肩甲骨の中央に
テニスボールを当てる

※胸側の乳首と同じ高さに

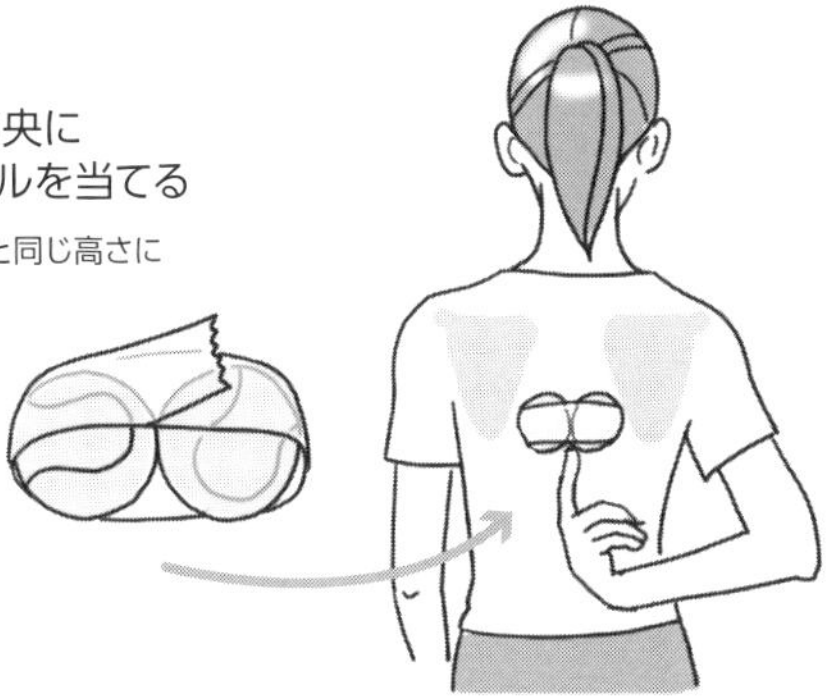

② そのまま硬い床に仰向けに寝る。
リラックスしてテニスボールに体重を預け、
1〜3分間キープ

※1日3回まで

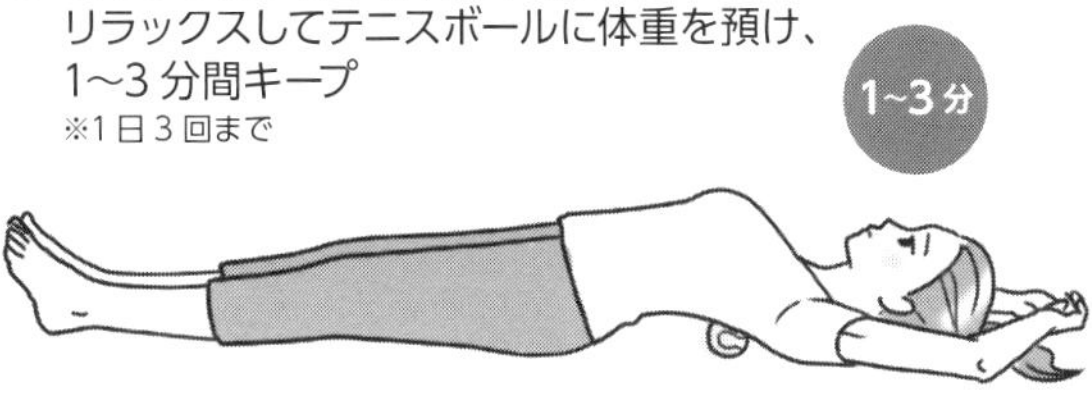

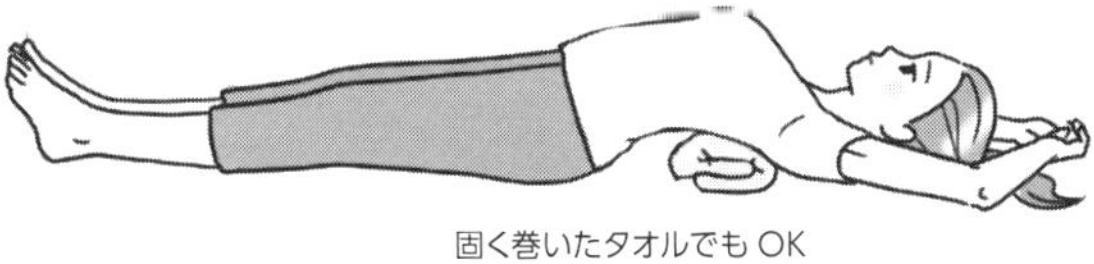

固く巻いたタオルでも OK

◉体にやさしい機器が充実した新時代のヘアーサロン「コンシェル」

「コンシェル」のプロデュースは夫がしました。お客様にとっても、スタッフにとっても体にやさしく、良い姿勢になるような環境を整えています。

シャンプー台は首や腰に負担が少ないフルフラットのものを導入。首は3点でしっかりと支えるようになっていて、シートヒーターもついています。腰痛などがあって「シャンプー台に乗った時の姿勢がきつくて美容院に行けなかった」と言うお客様が意外に多くて驚きましたが、「ここなら来られるわ」「温かくて気持ちいい」「ホテルのベッドより快適！」と言う声をいただいています。

ちなみにシャンプーは、お客様の後ろで洗うバックシャンプーです。私がイギリスで修業した時に初めてやった方法で、美容師の体にとっても良い方法です。お客様の横に立って洗うサイドシャンプーの場合、体の斜め前で手を動かすことになります。例えば斜め左前でシャンプーしていると、腰椎の左前側に負荷がかかり、骨と骨の間にある椎間板が変形し、椎間板の中にある髄核がつぶれて左後ろ方向に飛び出して神経が圧迫されて、左足に痺れが出てきます。首も同じです。

その点、バックシャンプーなら、体をねじらず正面を向いて髪を洗えます。そして、「コンシェル」では美容師はイスに座ってシャンプーするようにしたので、前かがみにならないので腰に負担がかかりません。

美容師は中腰で体をねじることも多く、首や腰を傷めている人が大勢います。ちなみに、「さかいクリニックグループ」に来院される方でも、体をねじって仕事をする人たち――、美容師、歯科医、バイオリニストなどが多いそうです。

また、お客様がパーマをかけたり、カラーリングしたりしている間に雑誌や本を読む場合、本や雑誌が目の高さになるようなキャスターつきの書見台を用意しています。うつむき姿勢で読書して、ストレートネックにならないようにするためです。イスも背筋が伸びて、座り心地の良いものを夫が吟味して選びました。このように、お客様が「コンシェル」に居る間は、良い姿勢になるような環境にしています。

脊柱管狭窄症

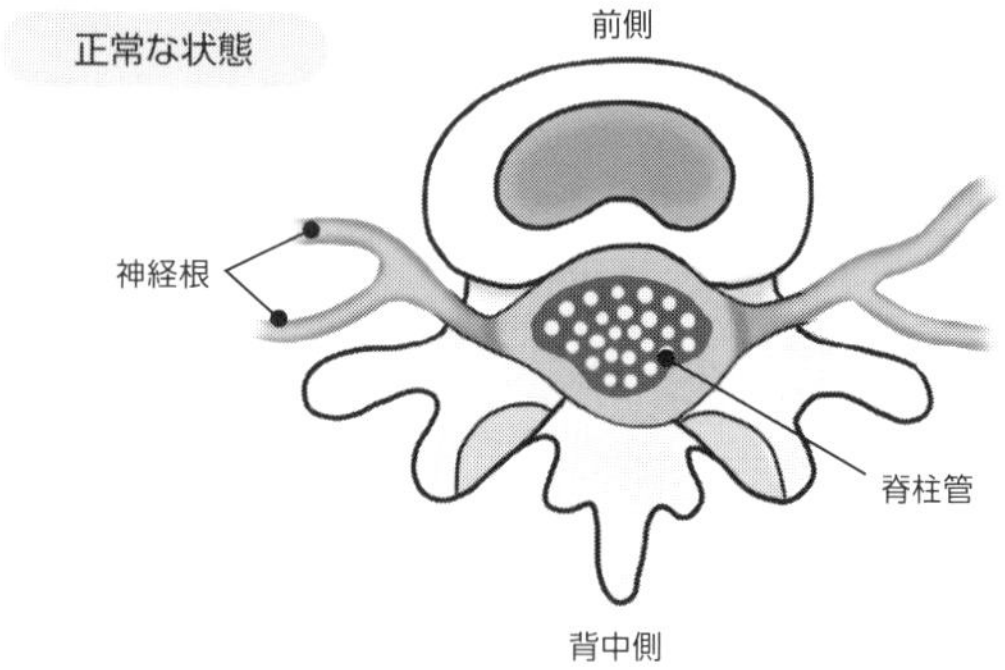
正常な状態
前側
神経根
脊柱管
背中側

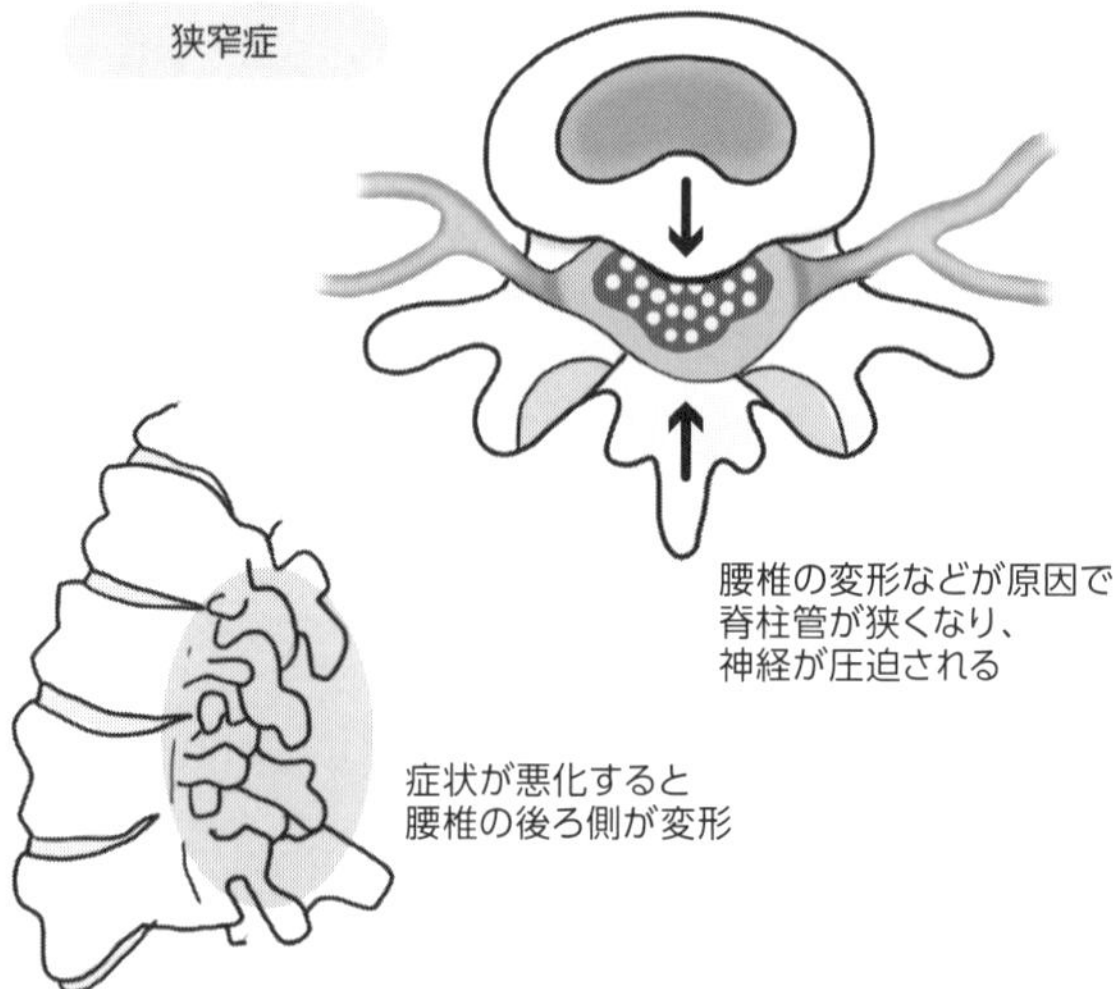
狭窄症
腰椎の変形などが原因で
脊柱管が狭くなり、
神経が圧迫される
症状が悪化すると
腰椎の後ろ側が変形

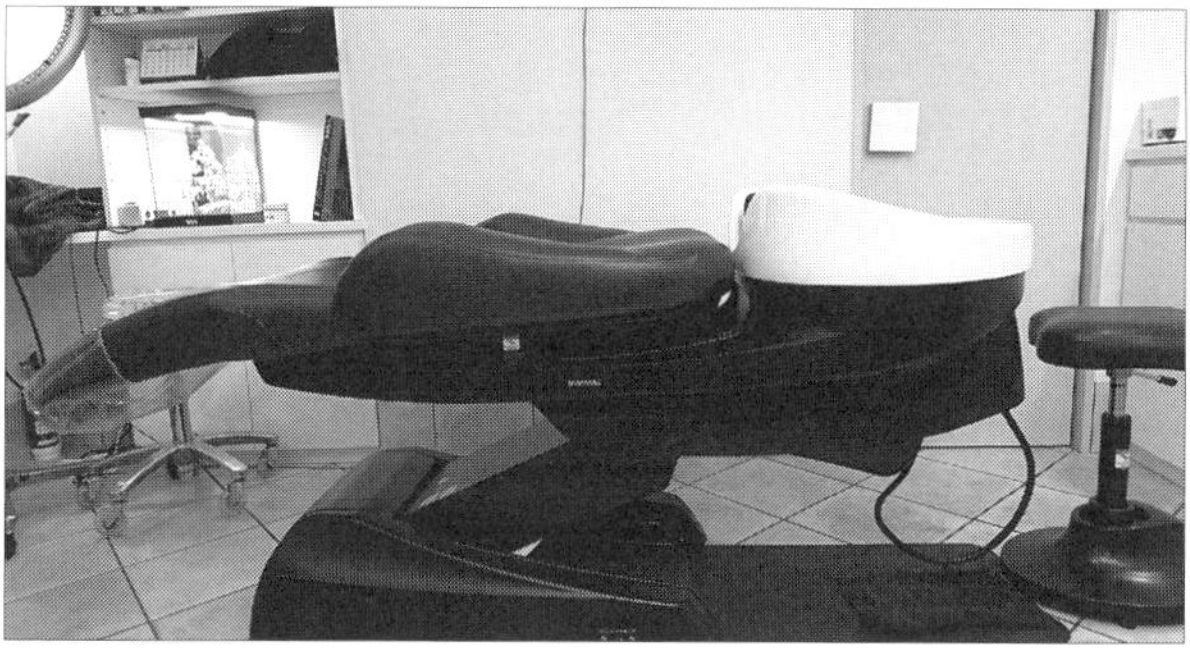

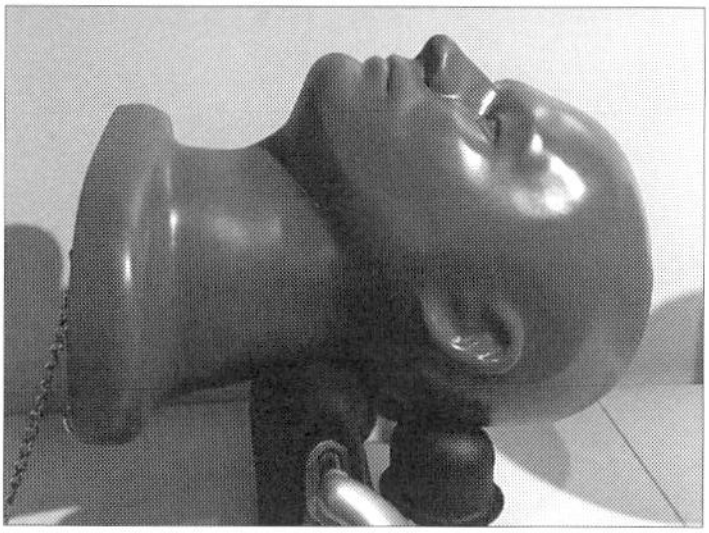

ヒートシートつきでフルフラットのシャンプーユニット。首は3点でしっかり支える

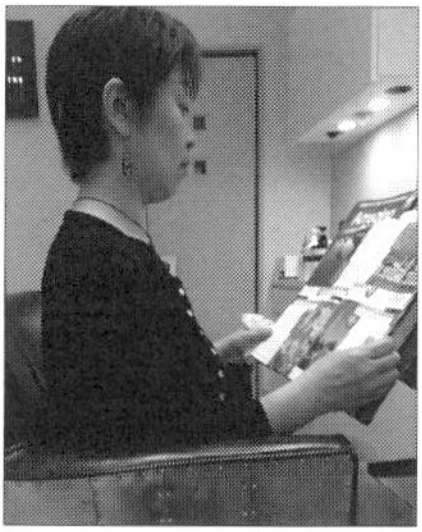

腰に負担をかけないイスとストレートネックを防止する書見台

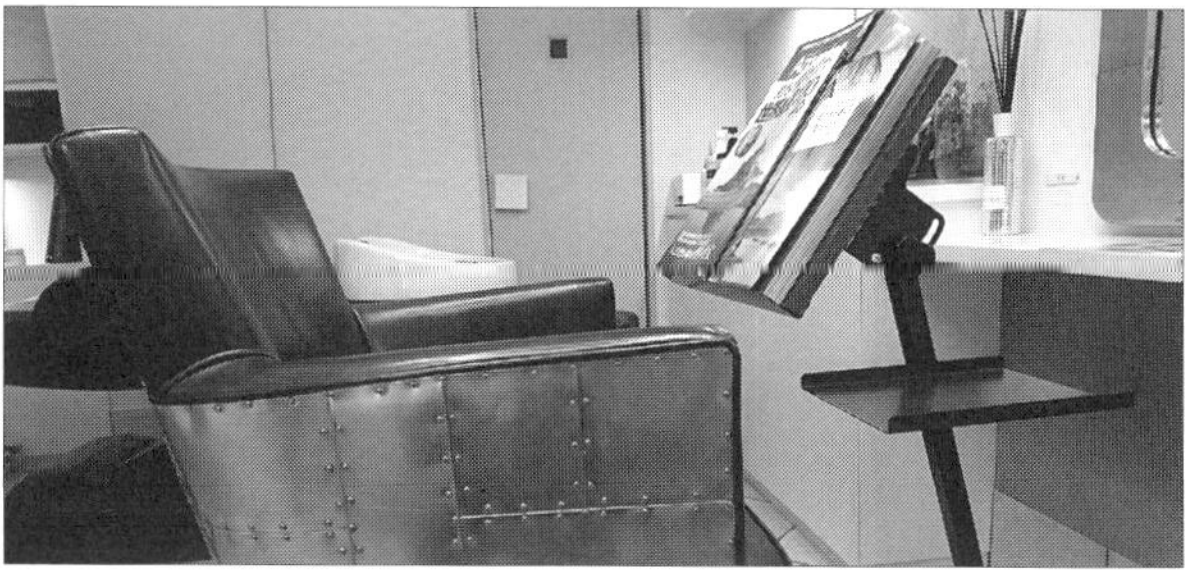

姿勢分析カットでハッピーに！

◉ヘアースタイルを変えて姿勢が良くなり、症状も改善！

「さかいクリニックグループ」に来院された方で、首に痛みがあり、頭痛やめまい、耳鳴りなどの症状があり、右腰に痺れもある40代の女性がいました。

３Ｄ動作分析装置などで撮影したり、足圧計で計測したりした結果、体の重心が右斜め前にかかるクセがあることがわかりました。体が右斜め前に傾くため、右後ろ方向の神経を圧迫して、右腰に痺れが出てしまうとのこと。

夫は関節を緩める施術をすると共に歩き方の指導を行ったのですが、彼女の一つのクセが気になったと言います。

左側で7：3に分けたロングのストレートヘアで、前髪が顔にかかっていたので、頭を斜め右前に傾けながら前髪をかき上げるしぐさを無意識に行っているとか。「分け目を変え、前髪をかき上げるクセを意識してなくすことで、重心が変わってくるのではないか」というのが夫の意見でした。

夫の勧めで「コンシェル」にいらしたのですが、長年続けてきた分け目は髪にクセがついていて、いきなり変えるのは難しいので、来店されるたびに少しずつずらしていきました。さらに、前髪を後ろへ流して顔を出すスタイルに変えたのです。

ご本人も「顔が明るくなった」と喜んでくださいました。

お風呂上りに分け目と反対側にブローすることなどもアドバイスしたところ、毎日実行してくださり、頭や体が右斜め前に傾かないように意識されるようになったそうです。

その結果、２～３カ月で症状が軽減していき、ご本人も大変喜んでいらっしゃいます。

◉パーマをかけて、姿勢を変えるきっかけに

「さかいクリニックグループ」へ来院されたピアノ教師の女性は、うつむく姿勢でピアノを弾くので首に痛みがあり、手にも痺れがあって箸を落とすような症状も出てきたとか。夫が顔を上に向ける習慣が必要と判断して「コンシェル」へ。

ストレートで前髪が落ちてくる髪型だったので、パーマをかけて前髪が落ちないようにしようと考え、大きなロットで根元から巻いてウエーブを出しました。

そして、家でもスタイリング剤を使うようアドバイス。ムースをたっぷりつけることや前頭部の髪は後ろへもっていくように勧めました。「前髪を耳にかけると顔が明るくなるし、前髪をオシャレなピンで止めるのもいいのでは」と提案しました。思い切ってヘアースタイルを変え、なるべくうつむく姿勢にならないようにすることで、症状が軽くなったようです。

◉分け目を変えたら、若返って元気ハツラツに！

「コンシェル」に通ってきてくださる70代の女性なのですが、顔色も悪く、ゆっくりと恐る恐る歩いていらっしゃいました。ショートカットで左分けでしたので、何回目かにご来店いただいた時に「もしかして調子が悪いのは右側ですか？」とお聞きしたら、「そうです。どうしてわかるのですか」と驚かれました。

体の重心の話をして、分け目を少し右に変えました。そして、お風呂上りのブローで反対の左側にしばらく髪を倒しておくと違うと説明しました。

すぐに私のアドバイスを実行されたようで、しばらくすると、顔が明るくなり、スタスタと早く歩けるように。明らかに姿勢が良くなって、ずいぶん若返って見えます。自分に自信がついたのか、「旅行に出かけようかしら」と積極的に生活を楽しまれるようになったのです。

PART 2

気になる髪のトラブルを解決してマイナス5歳！

◉白髪を抜くのは最悪、染めるのがベスト！

30代後半になって自分の髪の中に一本の白髪を見つけた時のショックは、20代の女性には想像できないかもしれません。

いつまでも若いつもりでいたのに、「えー、私に白髪!?」とうろたえてしまう方も多いようです。でも、白髪は歳を重ねることで自然に生えてきます。毛根にある色素細胞（メラノサイト）の機能が、加齢によって低下することで白髪が出てくるのです。神経質になる必要はありません。

中には親の仇のように白髪を見つけ次第、抜いてしまう人もいますが、これは絶対にやめてください。抜いても、黒い毛は生えてこないのですから（極めてまれに生えることもありますが……）。

抜いたところが傷ついて膿んでしまったり、抜き過ぎて髪が薄くなったり、周囲まで白髪になってしまったり。そんな人たちを何人も見ています。白髪を抜いても良いことはありません。

どうしても白髪を取り除きたい場合は、毛髪の根元でカットすることをオススメします。でも、しばらくすると髪が伸びてきて、2～3週間でツンツンと立ってしまい、かえって目立ってしまうでしょう。小まめにカットしなければいけないので、とても面倒なことになります。

やはり白髪を隠すには染めるのが最も良い方法でしょう。ただし、髪や頭皮へのダメージは避けられません。髪へのダメージを少なくするために、カラーリングの種類についても知っておき、美容師に相談することをお勧めします。

◉カラーリングの種類を知って賢く染める

カラーリングの主な種類と特徴について紹介しましょう。

・アルカリカラー

髪の色素を脱色してから色を入れるため、好きな色味や明るさを選べ、微妙な色の表現が可能です。オシャレ染めにも白髪染めにも適しています。パッチテストを行えば、頭皮から塗ることができるので、白い部分が残りません。「白髪を隠しながら明るく染めたい」という人に向いています。

デメリットは脱色による髪のダメージがあること。そして、頭皮の弱い人は、かぶれることもあるので、お勧めできません。

・酸性カラー

いわゆるヘアーマニキュアです。髪を脱色せず、表面に吸着させるだけなので、ダメージはほとんどありません。黒髪に塗ってもわかりにくいのですが、白髪やハイトーンに脱色した髪ならば、色がきれいに出ます。

デメリットは地肌につくと色が落ちにくいこと。頭皮から1ミリあけて塗布するので、わずかですが白い部分が残りますし、白髪が目立つのが早くなります。

・ヘナカラー

ヘナはインドなど西南アジアから北アフリカにかけて自生している常緑低木で、インドの伝統的医学アーユルヴェーダではハーブとして利用されています。また、葉を乾燥させて粉末にしたものが古くから染料として使われてきました。

ヘナを原料にした植物染めがヘナカラーです。ヘナはたんぱく質にからみつく性質があり、髪のたんぱく質にからみついて発色します。また、頭皮の毛穴を掃除し、潤いを与える頭皮エステ効果があると言われ、育毛促進にも良いとされています。

デメリットは表現できる色が少ないこと。また、ヘナだけでは白髪はオレンジにしか染まらないので、１００％天然原料のものだけでなく、化学染料が入ったものもあります。最近では無認可の商品も出回っているので注意が必要です。

・香草カラー

国産漢方とハーブを主成分とし、色の再現に必要な厳選された化学染料が少量含まれています。アルカリカラーほどではありませんが、ヘナカラーよりも多彩な色を表現できます。白髪染めができ、色もちがよくツヤが出るのが特徴です。アルカリカラーとヘナカラーの中間に位置するカラー剤と言えるでしょう。

・カラースプレー

出かける直前に「あっ、白髪が！」と見つけてしまった場合、サッとスプレーして隠せるので便利。手軽に短時間に染まります。

デメリットは、シャンプーで色が落ちるので、一日以上色もちしないことです。あくまで、応急処置用にお勧めです。

髪を染める時には、頭皮がかぶれやすいかどうか、髪色よりダメージの少ない方法を優先させたいのか、明るい髪色にこだわりたいのか、など自分の希望を美容師に伝えて相談してみましょう。

なお、自分で髪を染めている人も多いと思いますが、薬剤そのものや洗髪、すすぎの液が目に入ると、激しい痛みが生じたり、角膜が炎症を起こしたりする恐れがあります。できれば美容室で染めるほうが安心、安全だと思います。

また、自分で染めると髪がゴワゴワしたり、ツヤが出なかったりしがちです。美容室ではその日のうちに弱酸性に戻せるトリートメント剤も使うので、髪の傷みも少なく、ツヤも出ます。

◉髪を怠けさせないことで、ツヤやハリが出てくる

髪がパサパサしていたり、クタッとしていたりすると、どんなヘアースタイルでも美しくは見えません。お化粧でも、荒れた肌よりプリプリのみずみずしい肌にメイクしたほうが数倍映えるのと同じです。

つまり、髪も健康が第一。そして、温室育ちの野菜が露地栽培のものより味が薄くなるように、髪も過保護にしてはいけません。

髪は頭皮から生えてくるので、髪の健康＝頭皮の健康ということになります。そもそも髪には頭部を守るという役割があります。何かに衝突した時にクッションの役目を果たしますし、紫外線から頭皮を守ってくれます。暑いときは体を守るために日傘や帽子が必要ですが、過度に毎日帽子をかぶるなど髪を過保護にしすぎると、頭皮を守る機能が弱まってしまうのではないでしょうか。髪を使って頭皮を守ることで、頭皮が健康になり、健康な髪が生えてくるという好循環が生まれます。ツヤやハリのある髪になるでしょう。

◉髪の分け目だけ、頭皮の色が違う

髪の分け目の頭皮は髪がないため、紫外線によって日焼けしています。例えば、髪を全て剃ってみると、分け目の部分だけ色が違います。それだけ髪は紫外線などの刺激から頭皮を守っているのです。頭皮を守るという意味で、分け目を少しずつずらしてみるのもいいかもしれません。

そして、今日一日頑張って頭皮を守ってくれた髪のために感謝をこめて、ゆっくりじっくりシャンプーとトリートメント、ドライをしてあげてください。髪はきっとそれに応えてくれて、次の朝、扱いやすくなっているはずです。

頭皮の健康を保つには、正しいシャンプーとトリートメントのやり方が重要です。次のＰＡＲＴで詳しく説明しますので、参照してください。

◉髪質でわかるあなたの性格！

余談ですが、今まで大勢のお客様の髪に触れてきた私にとって、「名は体を表す」と言うように、まさに髪も体を表しているのだなと思います。私が感じた髪質と性格を紹介したいと思います。読者の皆さんの場合、当たっているでしょうか？

・まっすぐな直毛で硬い髪

カットすると、そのまま立ってしまうような硬い髪です。純粋で、意志が強い人。目的をもって、妥協せずに邁進するタイプですが、周囲からは頑固と見られてしまうことも……。気難しいところもありますが、実は傷つきやすく繊細です。

・柔らかそうに見える直毛

人の話をよく聞き、うなずくなど協調性があり、柔和な印象ですが、結局は自分の信じた道を行くタイプ。「柔よく剛を制す」ではありませんが、人間関係に波風を立てずに自分の意志を通すことができます。

・柔らかくクセのある髪

とても素直で、相手を受け入れるタイプです。いいなと思ったことは、すぐに実行するなど柔軟性があります。流行を取り入れることにも積極的ですが、その一方で、飽きやすい面も……。

・柔らかく、強いクセがある髪

ブローしても少し時間がたつと戻ってしまうようなクセのある髪です。人当たりが良く、悪口など言ったりしません。常に大人の対応をしていますが、言うことと行動が違うことがあり、二面性があると受け取られることも……。「とても気に入りました」と言っているのに、心の中では「こんなハズじゃなかった」と思っていて、次は別の美容院に行ってしまう人がいます。美容院ジプシーになるタイプです。

・強いクセがあり、縮毛気味の髪

個性があり、こだわりが強い人。自分の感覚に沿ったものが心地よく感じます。美容師が客観的なアドバイスをするよりも、本人の思いを尊重してあげると、満足度が高くなるタイプです。

・強い縮毛

自己主張がはっきりできる人です。ただ、こだわりが強い面もあるので人に合わせることがうまくできないこともあり、不安になってしまうことがあるようです。

・細くて柔らかく、ふわふわした髪

堂々として見えますが、実は自信がないタイプです。自分を守るために見栄を張ってしまいがち。アメリカのトランプ大統領が、まさにこの髪質なので、自分を守るために虚勢を張っているように、私には見えてしまうのですが……。

◎美容師には百の言葉より一枚の写真を！

美容師にどんな髪型にしたいのか伝える場合は、できるだけ具体的に言うようにしてください。「フワフワッとしてください」「明るい雰囲気に」というような抽象的な言葉では、具体的なイメージがつかめないのです。一番良いのは写真を見せていただくこと。

女優やモデルさんの髪型がステキだなと思っても、「同じような髪型に」と言えば、《自分を美人だと勘違いしている》と思われそうで、言い出しにくいというお客様の気持ちは理解できます。ましてや、写真を切り抜いて持って行くのは恥ずかしいと思われるのかもしれません。でも、美容師にとっては百の言葉より、一枚の写真のほうがありがたいのです。写真を見れば、お客様がどんな髪型を望んでいるのかが一発でわかります。お客様のお顔や髪質に合わせてアレンジすれば、満足していただけると思います。

女優の写真を持ってきたお客様を笑う美容師はいないと思いますし、万一、笑われた場合はそんな美容院には二度と行かなければいいのです。そのくらいのつもりで、自分がいいなと思う髪型の写真を何枚か集めて持って行ってください。

同じ美容師に長く通っている場合でも、イメージチェンジをしたい時は遠慮なく写真を持って行きましょう。親身に相談に乗ってくれるはずです。

迷っているお客様には、自分の好きな部分、例えば「目が大きい」「かわいいおでこ」「きれいな鼻筋」「ふっくらした唇」などに目がいくような髪型をお勧めしています。お客様が嫌いな部分を隠すより、そのほうが自信を持て、気分が上がり、顔も上がって良い姿勢にもなると思うからです。

いずれにしろ、自分を美しく見せ、満足できる髪型を手に入れるには、美容師とのコミュニケーションが欠かせません。変な遠慮はいらない、と声を大にして言いたいです。

余談になりますが、変な遠慮をしないという意味で、シャンプーの時は美容師に身を任せてください。シャンプー台でえりあしを流していると、重いだろうと気を遣って頭を上げてくださるお客様がいらっしゃいますが、これは駄目なのです。

頭の重さが手に乗ることでピッタリと密着し、えりにお湯が流れるのを防ぐことができます。お客様の気遣いは嬉しいのですが、頭を上げられてしまうと、そこからお湯がこぼれ落ちてしまいかねません。美容師に身を任せ、ダラッと寝ていてくださるとありがたいです。気を遣うのは職場の上司や姑だけにしましょう。美容院ではリラックスして、美容師に思ったことを率直に言うことが、あなたの〝きれい〟を作ることになるのです！

PART 3

Maiの美髪メソッド　ヘアーケアのコツ

①シャンプーテクニック　シャンプーで髪を洗わない

シャンプーする前の準備が大事！

良い準備ができていないと、何事も成功しません。シャンプーをする場合も、同じです。

まず、髪をただ濡らすのではなく、髪についているホコリや汚れを洗い流してください。これをするとしないでは、シャンプー効果が大違いなのです。

そして、ホコリなどをきれいに洗い流したら、シャンプー剤を手になじませてから髪の根元につけます。

この2つの準備はとても大事ですから、必ず行ってくださいね。

●シャンプーは頭皮を洗う

シャンプーする時は髪ではなく頭皮を洗いましょう。私は、基本的にロングの人でも毛先にシャンプー剤をつけません。シャンプー液が髪に流れていくだけで大丈夫です。

頭皮を洗う時に爪をたてると傷つけてしまうので、指の腹でマッサージするように洗いましょう。

●シャンプーはしっかりすすぐのがコツ

シャンプー剤は汚れを吸着する性質があります。ですから、きれいに洗い流さないと、汚れが頭皮や髪に残ってしまい、刺激となってしまいます。耳の後ろなど洗い残しがないよう、すみずみまで流しましょう。

❷ トリートメントテクニック　トリートメントが美髪を作る！

リンスとトリートメントを使い分ける

皆さんはリンスとトリートメントの違いをご存知ですか？

リンスは髪の表面をコーティングして保護するもの。髪の表面に保護膜を作ることでキューティクルが整い、サラサラになり、指通りが良くなります。メーカーによってコンディショナーと呼ぶ場合もあります。

トリートメントは、傷んだ髪の内部に成分を浸透させて修復するものです。内部のたんぱく質が流出した髪を補修するのが目的で、リンスの機能を併せ持つタイプのトリートメントもあります。

したがって、髪の傷みがひどい場合はトリートメントがお勧めです。リンスとトリートメント両方を使うなら、トリートメントをしてからリンスにしないと効果がありません。順番に気をつけましょう。

トリートメントはキューティクルの中に入れる

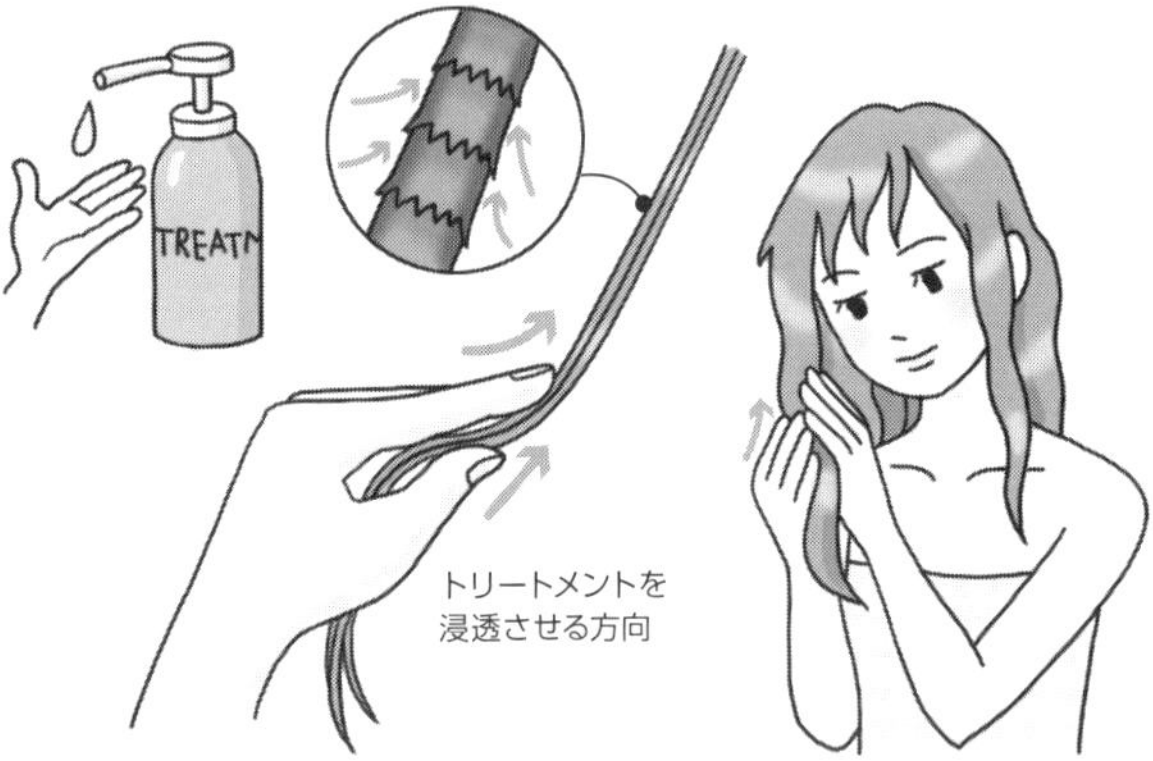

●トリートメントは手で優しくつける

シャンプーの後で、リンスやトリートメントを行う時、全体に行き渡らせるためにコーム（くし）を使う人もいますが、濡れている髪はキューティクルが開いているので、その状態でコーミングするとガサガサになりかねません。

リンスやトリートメントを手に取り、やさしく髪に馴染ませるようにつけていくのがベストです。私たち美容師は、開いているキューティクルの中に浸透するように塗布しています。皆さんも、ぜひ、やってみてください。

トリートメントは根元にはつけない

髪を作る細胞が活性化するのは夜なので、寝る時には頭皮に刺激となるものがついていない状態にしておかなければいけません。ですから、トリートメントを髪の根元につけるのではなく、頭皮から少し離した場所から、上から下へと馴染ませましょう。もし、頭皮についてしまったら必ず洗い流してください。これは抜け毛対策としても、重要なことです。

トリートメントはザッと流すだけ

頭皮にトリートメント剤が残るのは駄目ですが、枝毛やパサついた髪自体にはトリートメント剤を残さなければ意味がありません。それなのに、シャンプーと同じように徹底的に洗い流している人が多いようです。これでは、いくら高価なものを使っていても、髪の傷みは修復されません。

トリートメントは、ザッとすすぐだけで大丈夫。ヌルヌルが少し残っている程度でかまわないのです。

「コンシェル」のリラクゼーション・トリートメント

美容院にカットやカラーリングに行った時に、プロにトリートメントを行ってもらうと効果があり、髪にとってとても良いと思います。そのため、「コンシェル」ではリラクゼーション・トリートメントという特別なトリートメントコースを設けています。

リラクゼーション・トリートメントでは、シャンプーした後に熱めのミストで髪の中に水路を作ります。その後、上質なトリートメントを塗布し、低温のミストと指先の技術で髪の深部までしっかり押し込みます。

さらに冷風をかけることでキューティクルを閉め、その上からコーティング剤を塗布しながら頭皮のマッサージを行います。

髪のパサつきがなくなってツヤのあるきれいな髪になり、目もパッチリしますよ。日ごろ頑張っているご自分へのご褒美にお勧めです。

③ドライヤーテクニック　髪の健康を守るドライヤー乾燥法

自然乾燥は△、ドライヤー乾燥が◎

シャンプーした後、タオルでササッと拭いて、そのまま自然乾燥にするのは、髪に優しそうに思えて、実は良くありません。

濡れた髪はキューティクルが開いていて、摩擦にも弱い状態なのです。そのまま寝てしまうと、寝グセがつきやすくなります。髪を濡れたままにするのは、絶対にお勧めできません。

ドライヤーを使ってしっかり乾かすことによって、キューティクルが閉まるので、髪を守ることになります。

ドライヤーの向きは毛の上から下へ

ドライヤーはキューティクルが閉まる方向に向けます。つまり毛の「上から下へ」が鉄則。キューティクルが閉まることでツヤが出て、傷みにくくなります。

えりあしから乾かす

前かがみになって、えりあしからしっかりと乾かしましょう。首から体が冷えてしまうので、えりあしから乾かすのが鉄則です。ついでに、ドライヤーで首をサッと温めるのも体を冷やさないためによいでしょう。

❹スタイリングテクニック　《きれい》が決まるスタイリングテク

スタイリングは根元から

毛先ばかりを整えても、すぐに崩れてしまいます。根元からブラシを入れてしっかりブローしてください。

まず、えりあしを決める

ドライと同じで、えりあしからブローを。えりあしの毛が整っていないと、その上は決まらず、さらに頭頂部も決まりません。土台となるえりあしを整えるのがスタイリングのコツです。

頭頂部を膨らませると、美人に見える！

頭頂部の根元にブラシを入れて押さえ、ドライヤーをかけます。頭頂部を膨らませることでシルエットがきれいになります。ワンレングスもスーパーロングも、頭頂部を膨らませるのが基本。ハッピーに見え、美人度が上がります！

ウエットな仕上げには濡れた髪で、ドライな仕上げには乾いた髪で

ウエットな質感にしたい時は、スタイリング剤を髪が濡れている時につけます。ドライな仕上げにしたい時は、髪が乾いてからスタイリング剤をつけてください。

スタイリング剤も目的によって使い分ける

ムースは比較的ウエットな質感を出すのに向いています。軽くて、扱いやすいのもメリットです。

ワックスは一度にたくさんつけるとベタベタと重くなってしまいます。少しずつつけると、ドライの質感を残しながら、多様なアレンジができます。

頭頂部を膨らませると若く見える

ショート

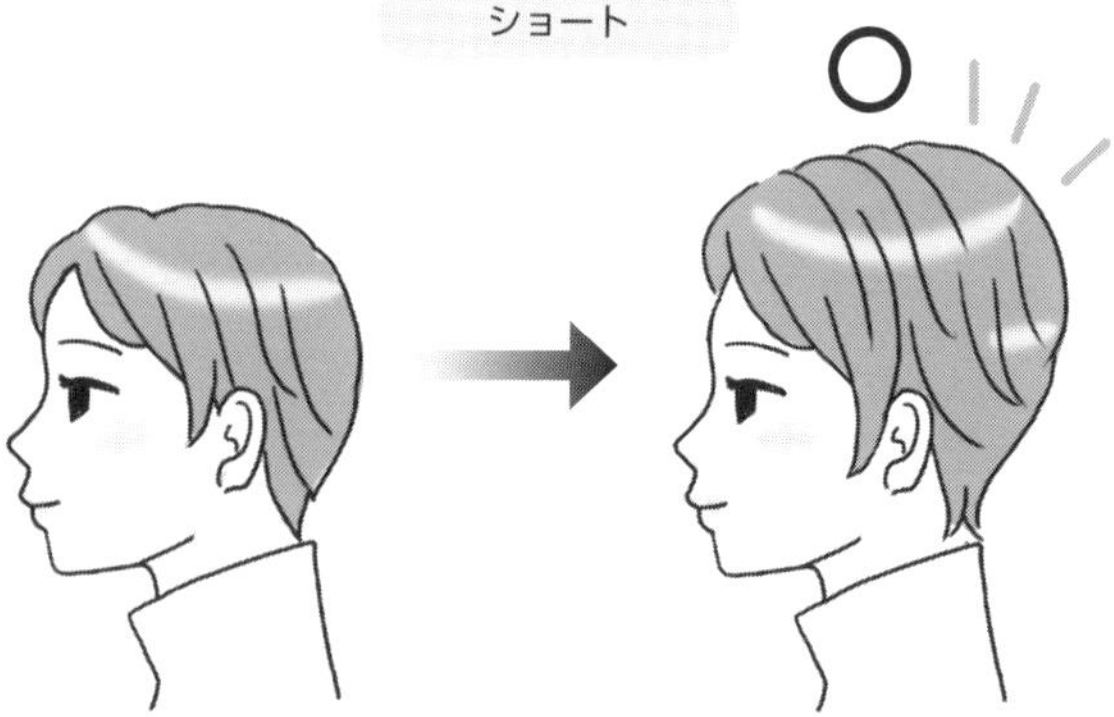

ポニーテール

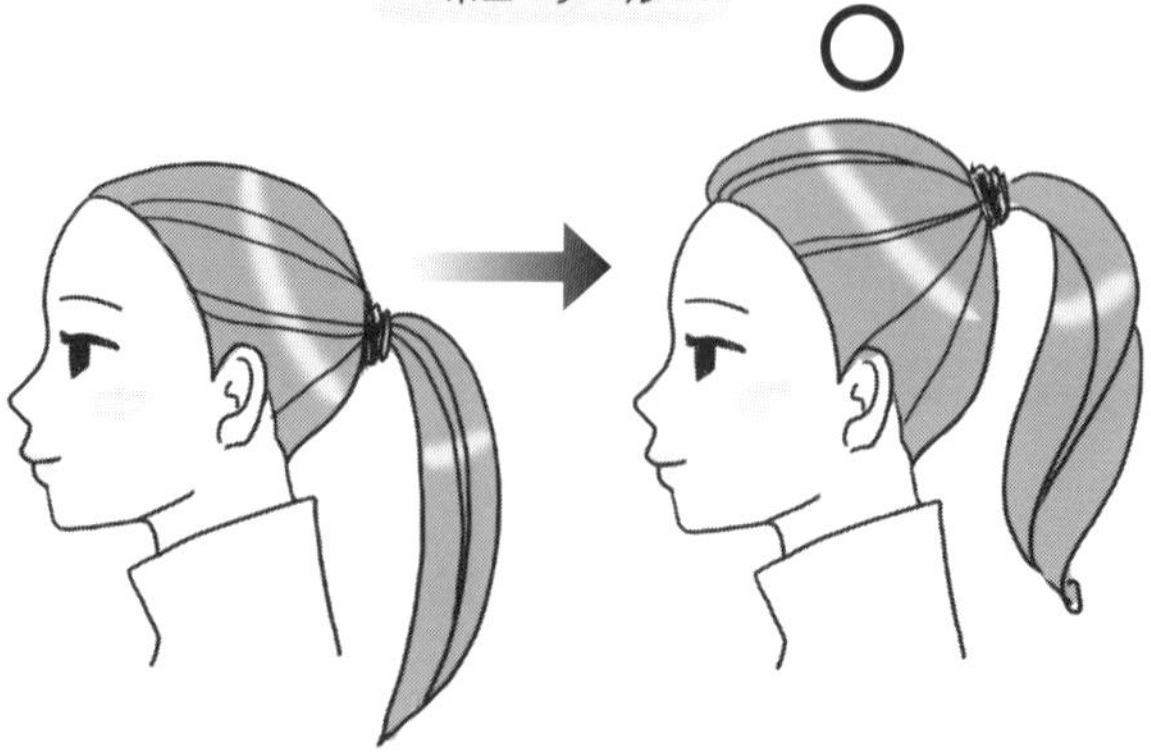

スタイリング剤を毛先だけつけても意味がありません。せっかくボリュームを出したところも沈んでしまいます。たっぷりと根元からつけるのがコツ。そうすれば１日保ちます。

スプレーは全体の仕上げに。ヘアースタイルの保持に効果があります。

寝グセをつけない寝方は……

寝グセをつけないためには、完全に乾かしてから寝ること。ブラッシングしたきれいな状態でそっと寝てください。

髪がグシャグシャにならないように、枕なしで寝るのがお勧めです。ストレートネックの予防にもなり一石二鳥です。いきなり枕なしで寝られない場合は、畳んだバスタオルを枕にして、徐々に枚数を減らしていくと慣れていきます。寝返りで横向きになった時のために、両サイドに畳んだバスタオルを置いておくと良いでしょう。

ついてしまった寝グセは、温かいお湯で根元を濡らしてドライヤーで乾かしてみてください。時間がある時は、髪を全部濡らしてブローし直すのが一番です。

寝グセ防止とストレートネック予防に枕なしで寝る

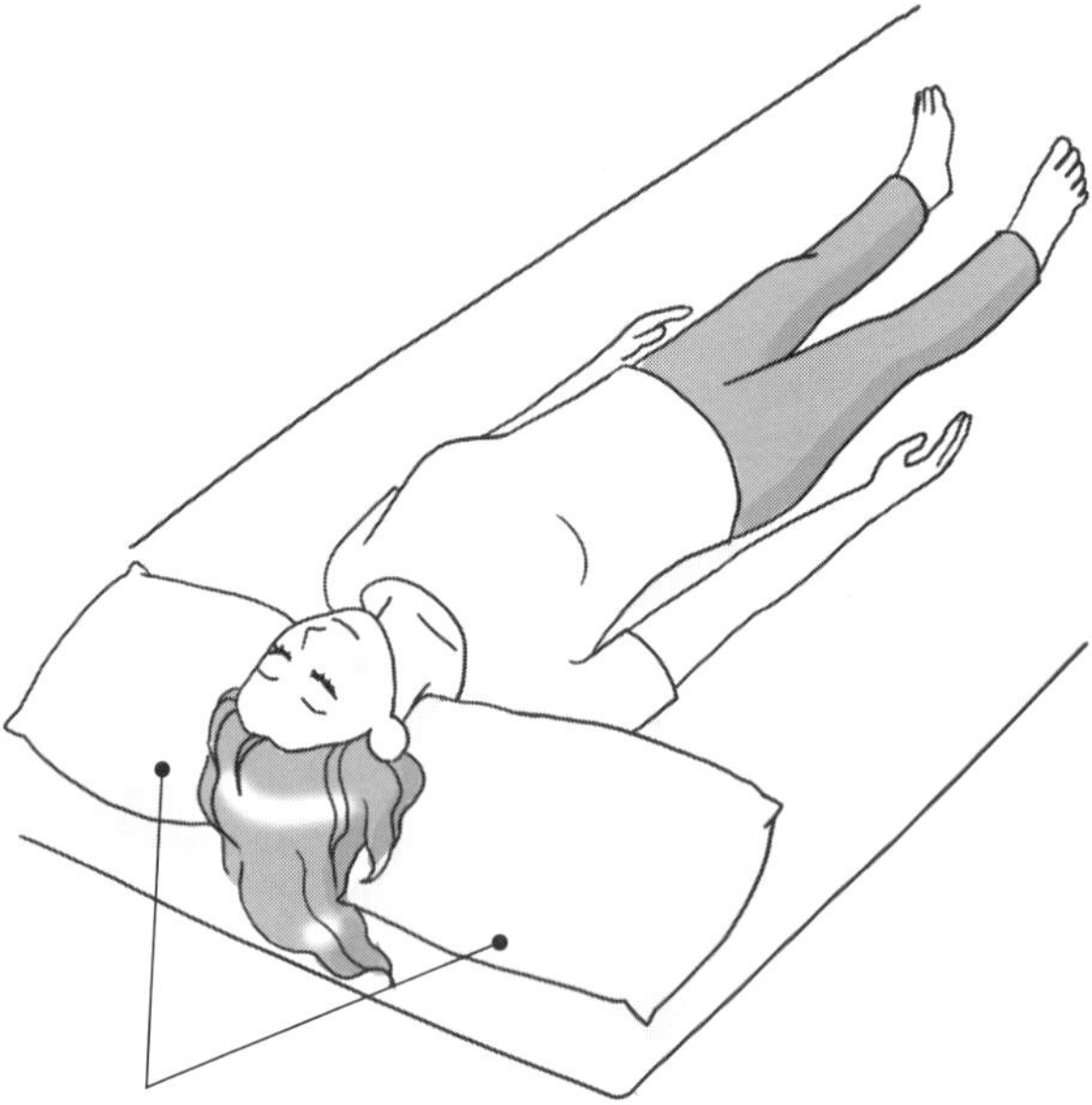

頭の左右に
低い枕をセットして寝る

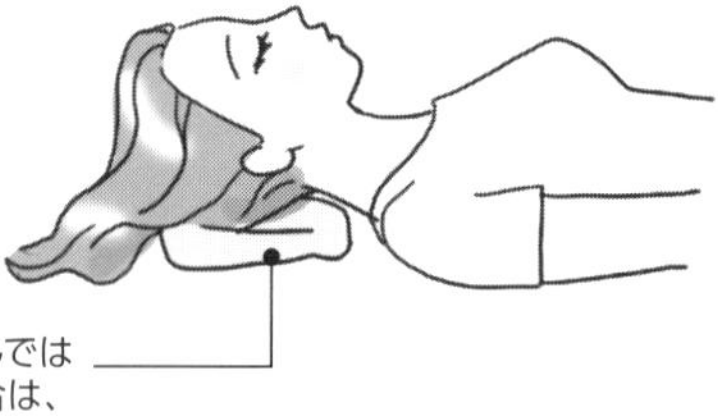

最初から枕なしでは
寝られない場合は、
畳んだバスタオルを敷いて
徐々に慣らしていく

第3章

小顔ケアで女子力アップ！

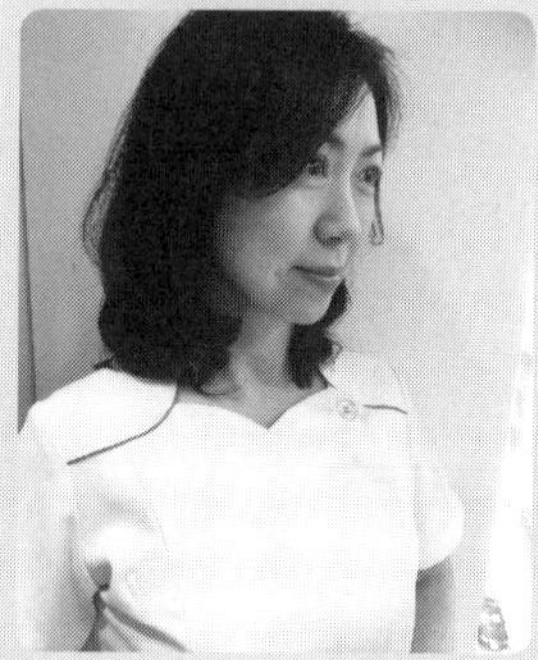

佐々木京子 Kyoko Sasaki

さかいクリニックグループ・リーダー。エステティシャン・小顔メディカルセラピスト・栄養士の資格を活かし、さかいラボでフェイシャルエステや小顔矯正を担当。また、代謝向上デトックスダイエットなどを行うプライベートサロン「ヴィーナスハンド」も開設。全麦連主催・大麦給食レシピ大募集で優秀賞とアイディア賞をダブル受賞。第1回リセラクイーンコンテスト・エステティシャン部門でプリンセス賞受賞

PART 1

5歳若返る！　小顔を作るライフスタイル

◎小顔矯正って何？

女性にとって「小顔」は憧れの的。《顔が小さくて、華奢な八頭身美人》というイメージがあり、小顔矯正というと顔を小さくするための施術と勘違いしている人が多いように思います。

でも、顔が小さくても、たるんでいたり、歪んでいたりしていては……？　たるみを引き上げ、歪みを正して左右均等にするほか、むくみを取ってフェイスラインをすっきりさせ、血行を良くして肌のくすみを取ることなどが、小顔矯正だと私は考えています。エステティックの世界で整顔と呼ばれる考え方に近いものです。

◉小顔に危険なライフスタイルをチェック！

次に挙げる生活習慣で思い当たることが幾つあるか、チェックしてみてください。多いほど小顔には赤信号です。

①パソコンやスマホを見ている時間が長い
②猫背になっている
③高い枕に寝ている
④うつ伏せや横向きで寝る
⑤片方で噛むクセがある
⑥夕食を食べたら、すぐ寝てしまう
⑦タバコを吸っている
⑧睡眠時間が短い
⑨不規則な生活になっている

⑩ストレスを感じることが多い
⑪運動不足
⑫笑うことが少ない
⑬お風呂に入らずシャワーで済ませる
⑭冷え性、低体温
⑮首コリ、肩コリが慢性化している

《こんなことが小顔に関係しているの？》と驚いた人も多いでしょうが、小さな生活習慣の積み重ねが、顔のむくみや歪みなどにつながっていくのです。

パソコンやスマホを見る時のうつむき姿勢は頭を前傾させてストレートネックになります。高い枕もストレートネックの原因の一つです。ストレートネックになると、バランスを取るために猫背になります。また、横向きで寝るとエビ型の猫背になりがちで、アゴが首に沈んでしまい二重アゴに！　頬のたるみの原因にもなります。さらに、首周りの筋肉は加齢とともに硬くなり、可動域が小さくなります。

片方で噛むクセは顎関節の歪みにつながり、夕食後にすぐ眠ると太る原因になると同時に顔にむくみが……。睡眠不足は頭皮のコリを招き、顔の血行が悪くなって顔色がくすんでしまいます。また、あまり笑わないと口や頬骨周りの筋肉が衰え、ほうれい線が深くなります。喫煙や運動不足、シャワー、冷え、首や肩のコリなどは、血流を悪くして肌色がくすんできます。不規則な生活やストレスは自律神経を乱れさせ、代謝が低下して疲労がたまり、顔のむくみやたるみにつながります。

15の項目で思い当たるものがあれば、少しずつでも改善するように心がけてください。次に小顔になるライフスタイル、小顔メソッドを紹介します。

◎プロが教える小顔セルフケア

時間もお金もかけず、誰でも今日から実践できる小顔セルフケアを紹介します。今日始めて明日に効果は出ませんが、体はゆっくり確実に変わっていきます。今日から始めれば、半年〜1年後には5歳は若く見えるはずです！

◎小顔の敵「二重アゴ」をなくす

最近では20代にも関わらず二重アゴの人が増えています。原因はスマホやパソコンを使用する際のうつむき姿勢や猫背です。うつむき姿勢や猫背が習慣化すると、顔の筋肉が前下方に引っ張られ、二重アゴになってしまいます。

スマホを目の高さまで上げる

スマホを使う時は、片手で目の高さまで持ち上げ、もう片方の手でスマホを持ち上げた手の肘を支えるなどの工夫をして、姿勢を安定させましょう。

パソコンの画面を目の高さに調整

パソコンの画面ができるだけ目の高さになるよう調整してみましょう。そして、骨盤を立てて背筋を伸ばした良い姿勢でイスに腰かけてください。

二重アゴをなくす

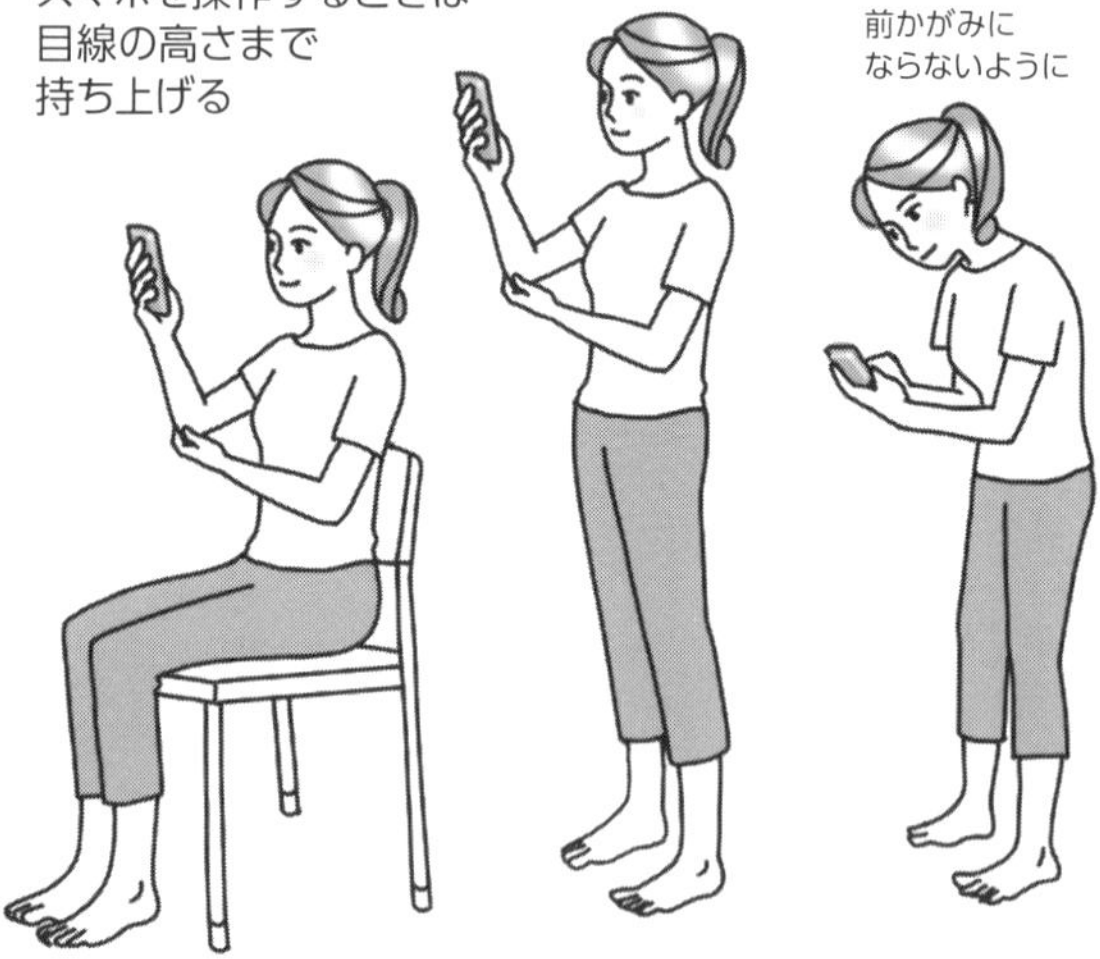
スマホを操作するときは
目線の高さまで
持ち上げる
前かがみに
ならないように

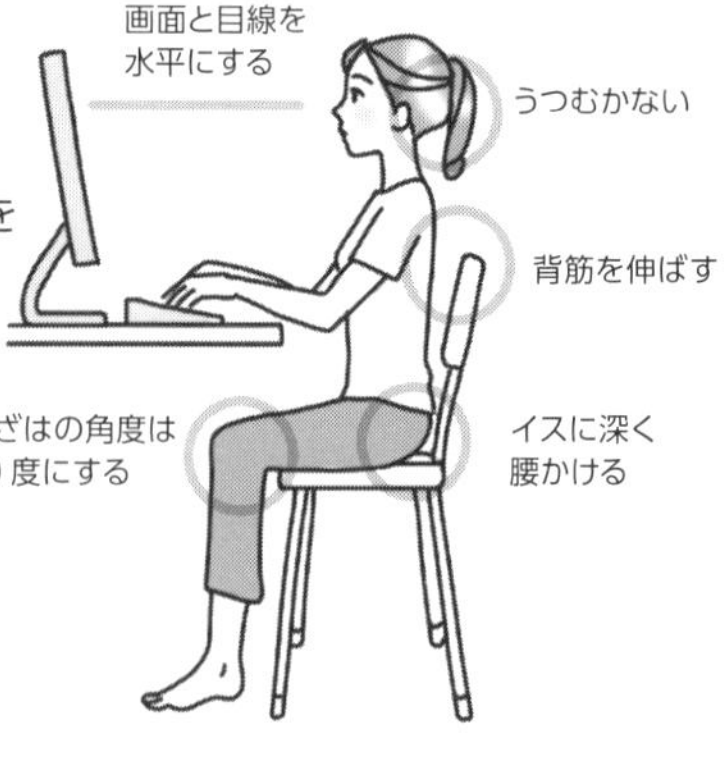
画面と目線を
水平にする
うつむかない
座ってパソコン操作を
するときは……
背筋を伸ばす
ひざはの角度は
90 度にする
イスに深く
腰かける

◉小顔の敵「くすみ」をなくす

人間の肌は表皮代謝と言って、表皮の最下層で細胞分裂が起き、徐々に上に押し上げられ、最後に角質細胞となって剥がれ落ちていきます。この表皮の代謝サイクルをターンオーバーと言います。

正常な場合は約28日周期ですが、加齢や運動不足、冷えなどによる代謝の低下があると40~90日と遅くなり、シミを残しやすい肌環境となり、くすみにつながります。また、血液の循環が悪いこともくすみを生じさせます。

朝風呂で基礎代謝をアップ

代謝をアップするには、一日で一番基礎代謝が低い朝に毎日入浴するのが効果的です。心地良いと感じる温度のお湯に短時間（5~10分）でも浸かることで体の芯から温まり、代謝力の低下を防いでくれます。お湯の適温は季節や室温、体質、運動量などによっても日々異なりますので、その時々に合わせて38~42℃の範囲内での入浴を習慣にすることがポイントです。例えば、夏には約37～38℃の低温で入浴すると、べたつく汗を抑えたり夏特有のだるさや寝苦しさを解消できます。

浴槽で肩まで浸かる全身浴は、水中でかかる圧力によって、内臓の働きや体内の血液やリンパ液の循環を良くするほか、自律神経や内分泌系、免疫系などに作用して、健康維持やダイエット・美肌など、あらゆる面での効果が期待できます。また、入浴は副交感神経の働きを高め、肉体的・精神的ストレスを和らげて安らぎをもたらしてくれます。さらに、浮力によって全身が重力から解放されて細胞の活性化につながり、エイジングケアにも効果的と考えられています。

平日の朝は忙しくて無理という方は、休日だけでも夜の入浴に加えて朝の温活入浴を行ってみてください。ウォーミングアップにもなり、代謝の良い状態で活動的な一日を過ごせるでしょう。シャワーで済ませる習慣の方やあわただしい朝などは、短時間でも入浴と同じような効果が得られる足湯を習慣にしましょう。

足湯しながら歯磨き

足湯やお風呂に入りながらの歯磨きがお勧めです。足湯は心臓に負担をかけずに体を足元からじっくり温め、身心ともにリラックスさせます。体が温まって、全身の血行が良い状態で歯や歯茎をマッサージすることになります。お口の中は顔の約3分の1を占めているため、お口の内側にアプローチする歯磨きタイムは、体を温めながら歯を磨くことで効率良い小顔ケアとなります。顔の血行が良くなり、くすみがなくなり、むくみにも効果が出るはずです。

◉小顔の敵「たるみ」を引き上げる

加齢による筋力低下、無表情、むくみなどでコリ固まった顔の筋肉は、重力に従ってたるみやすくなります。フェイスラインのもたつきは、年齢を感じさせる原因に。たるみを引き上げてスッキリしたフェイスラインになれば、若々しい印象に！

スキンケアやメイクは下から上へ

洗顔やすすぎ、タオルでの拭き取りは下から上へと引き上げる動作が鉄則。上から下へと引き下げている人と比べると、たるむスピードがはっきり違います。

スキンケアやメイクも同じです。下地クリームやファンデーションを塗る時も、必ず下から上へを守りましょう。また、洗顔やすすぎは中心から外側に。スキンケアやメイクの際には、逆に外側から中心への動きをプラスすると、洗顔からメイクの一連の流れで顔全体の血行を促すことができます。朝晩のホームケアで、このことを意識するだけで数年後の小顔に大きく影響を与えます。（122ページ例1・2）

年齢が出やすい首のお手入れ

首は皮膚が薄いため、シワができやすくたるみが目立つ部分。まず、鎖骨の辺りからアゴの下まで首の前面を下から上に向かってやさしくマッサージし、首もとのシワを伸ばします。特にのどぼとけの辺りは、ゆっくり動かしましょう。次に右手で右側のフェイスラインを支えながら顔を左へ傾けて、左手を右耳の後ろから鎖骨

に向けてやさしく指を滑らします。手を替えて反対側も行います。（１２２ページ例３）

利き腕でない手でスキンケアをする

スキンケアでもメイクでも、肌をゴシゴシ洗ったり、強くマッサージしたり化粧品をすり込むようにつけたりするのはやめましょう。たるみやシミの原因になってしまいます。肌が動かないくらいのソフトなタッチでケアしているか、鏡を見てチェックしてください。お勧めは利き腕でない手でコットンを持って化粧水を塗布すること。利き腕より力加減が優しくなりこれだけでも随分違いますよ！

◉小顔の敵「むくみ」をなくす

むくみは細胞と細胞の間にある水分（間質液）が多く溜まった状態のことです。顔のむくみは全身のむくみで、代謝低下のサインと思ってください。原因は、水分代謝の低下と内臓機能の低下などで、女性のホルモンバランスもむくみに関与して

スキンケアやメイクは下から上へ

例１：同じスタート地点でよくあるケース

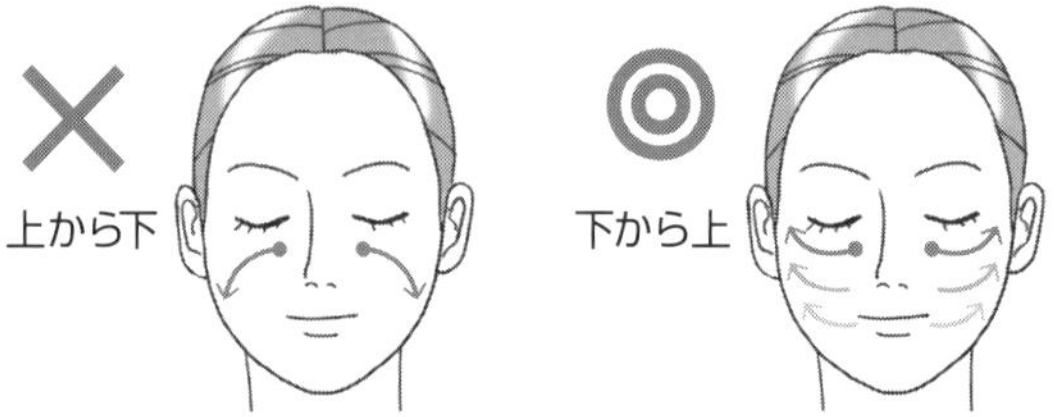

上から下

例２：同じスタート地点でよくあるケース

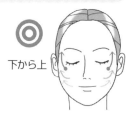

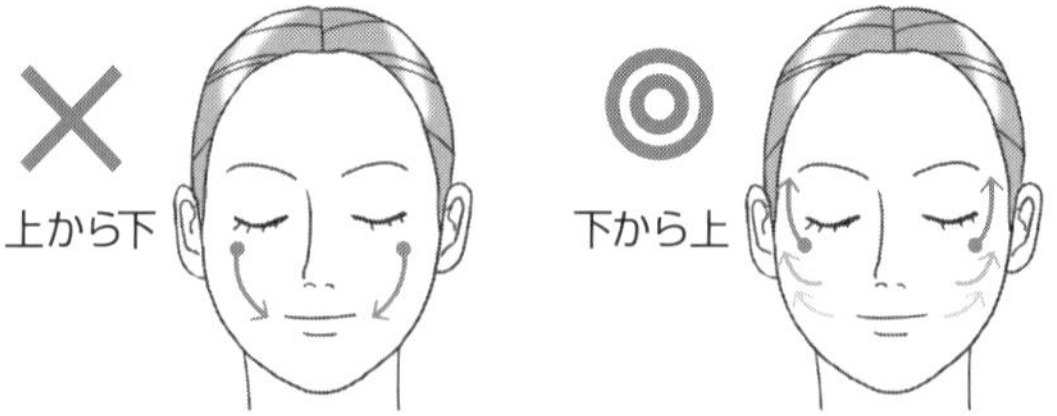

上から下

例３：首のお手入れ

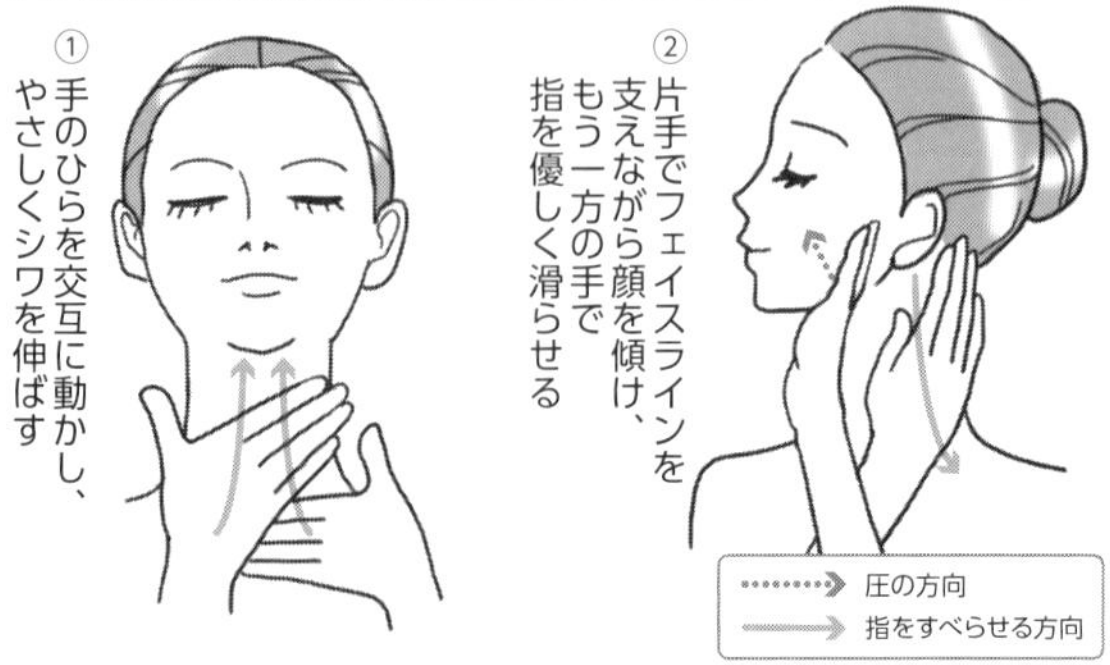

①
手のひらを交互に動かし、
やさしくシワを伸ばす
②
片手でフェイスラインを
支えながら顔を傾け、
もう一方の手で
指を優しく滑らせる
圧の方向
指をすべらせる方向

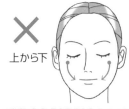

きます。

むくまない水の飲み方とは……

就寝直前の食事や深夜の飲酒はむくみに直結します。食事は就寝2時間前、水分摂取は30分前には済ませましょう。就寝前に必要以上の水分を摂ると、寝ている間に水分代謝が追いつかず、むくみの原因に。お酒には利尿作用があり、喉が渇いて水分の摂り過ぎになりやすく、むくみを引き起こしがちなので、ほどほどに。

逆に日中は十分な水分補給を。小まめに水を飲み、適度な運動をして発汗を促すことで代謝促進につながります。

むくんだらタオルでの温冷パックが効果的

少し熱めのタオルで顔を包むようにして1〜2分そのままパックします。次に冷たいタオルで30秒〜1分パックし、これを2〜3回繰り返します。

まぶたのむくみは眉から攻める

皮膚の平均的な厚さは1・4ミリ。まぶたは皮膚の中で最も薄く0・6ミリです。

ですから、まぶたのむくみを取ろうとマッサージすると、くすみの原因になります。眉のツボである晴明《せいめい》（目の内側のくぼみ）、攢竹《さんちく》（眉毛の内側）～糸竹空《しちくくう》（眉毛の外側）をいずれも3秒ほど中指で押し、2～3回繰り返すと効果的です。

仰向けに寝て、水分を顔に溜めない

一時的なうつ伏せ寝はリラックス効果がありますが、長時間うつ伏せに寝ると、胸部や腹部を圧迫し、体内の水分が重力によって下に溜まり、顔をむくませてしまいます。仰向けに寝るのが基本です。寝返りの際、背中が丸まらないように抱き枕を支えにして横向きになると良いでしょう。抱き枕は、使わなくなった布団や毛布を丸めて紐で止めるだけで簡単に作ることができます。

過不足ない睡眠時間がむくみを撃退！

睡眠不足は代謝を低下させ、水分や老廃物が排出されにくくなり、肌が荒れて顔がむくんできます。また、頭の筋肉が硬くなり、顔の血行が悪くなる原因にも。

反対に寝すぎると、体内の水分が顔に滞留したまま動かない状態が続くので、や

はりむくみが出てきてしまいます。規則正しく一定の睡眠をとることが大事です。

塩分の摂り過ぎや水分の摂取不足に要注意

塩分の摂り過ぎや水分が不足するとリンパの流れが滞り、むくみが現れます。食事はうす味を心がけ、特に夕食は塩分を排出する働きのあるカリウムやマグネシウムを含む海藻類・豆類・きのこ類を意識して食べると良いでしょう。

さらに、ウォーキングなどで第二の心臓と呼ばれるふくらはぎの筋ポンプを活用して下肢を中心に体を動かし水分代謝を促進させましょう。

◎小顔の敵「ほうれい線」を予防する

小鼻から唇にかけてできるほうれい線。深くなるほど老けた印象になってしまいます。顔の筋肉の衰えなどが原因です。

●ブクブクうがい体操

一日に何回かうがいをする方も多いと思いますので、うがいをほうれい線予防に活用しましょう。

お口に水を含んだら、上下左右を順番にブクブクと頬や口の周りの筋肉を膨らませながらうがいします。10〜20秒、ブクブクと一息に。たったこれだけのことですが、表情筋や咀嚼筋を鍛え、ほうれい線を予防します。

●いつも口角を上げて幸せオーラを

口の周りの筋肉を口輪筋と言いますが、この筋肉や頬の筋肉が衰えると、口角が下がり、への字口になってしまいます。下がった口角はほうれい線を刻み、首のシワや二重アゴへと連鎖していきます。意識して口角を上げて一日を過ごしてみましょう。いつも微笑んだような口元は明るい印象になり、幸運が舞い込むかもしれません。「笑う門には福来る」です！

◉小顔の敵「シミ」を防ぐ

紫外線はお肌の大敵。紫外線を2分浴びるとコラーゲン破壊が始まると言われ、シミだけでなく、シワやたるみ等の原因にもなります。通年のUVケアが必要です。曇りの日も、晴れの日の70％以上の紫外線が降り注いでいますので要注意。

日焼け止めクリームを均等に塗る

日焼け止めクリームにはSPF値（紫外線B波対応）やPA値（紫外線A波対応）があり、数値によって効果の持続時間が異なります。その効果は日中続くわけではないので、朝一度塗ったら終わりではなく、何度か塗り直しが必要です。

日焼け止めには、紫外線反射剤タイプと紫外線吸収剤タイプの二種類があります。紫外線反射剤タイプは昔ながらのノンケミカル処方で、少し白くなりやすい日焼け止めで、紫外線吸収剤タイプは白くなりにくく目立たないのが特徴です。アウトドアではSPF値が高い日焼け止めを使用し、インドアでは低めの日焼け止めを用いるなど、肌に負担をかけないように使い分けしましょう。

SPF値やPA値は、クリームがしっかりと塗られた状態を前提にしています。薄づきやまだらな塗り方では、せっかく日焼け止めクリームを塗っていても日焼けしてしまうことになります。

日焼け止めクリームをムラなく塗るには、まず、クリームを中指の第2関節から指先にかけて適量（やや多め）を乗せてください。両手の人差し指、中指、薬指を揃え、第2関節から指先まで均等にのばします。三本ずつの指を合わせ、上下を逆にしながら、軽く叩いて濃さを一定にしましょう。均等になったら塗り始めます。両手の指を使ってスタンプを押すように、頬→額→アゴ→鼻の下→鼻→まぶたの順にやさしく塗っていきます。細かい部分は中指の腹を使ってのばします。このテクニックは、乳液やクリーム状のファンデーションを塗る時にも使えます。

大切なのは、日焼け止めを塗ったら5～10分そのままにして、肌に密着させてから次のアイテムに移り、パウダーやファンデーションとのダブル使いをすること。

第3章　小顔ケアで女子力アップ！

クリームののばし方

①クリームを中指の第2関節から指先にかけて乗せる

②3本ずつの指を合わせて上下を逆さにしながらなるべく均等にのばす

③軽く叩いて濃さを一定にする

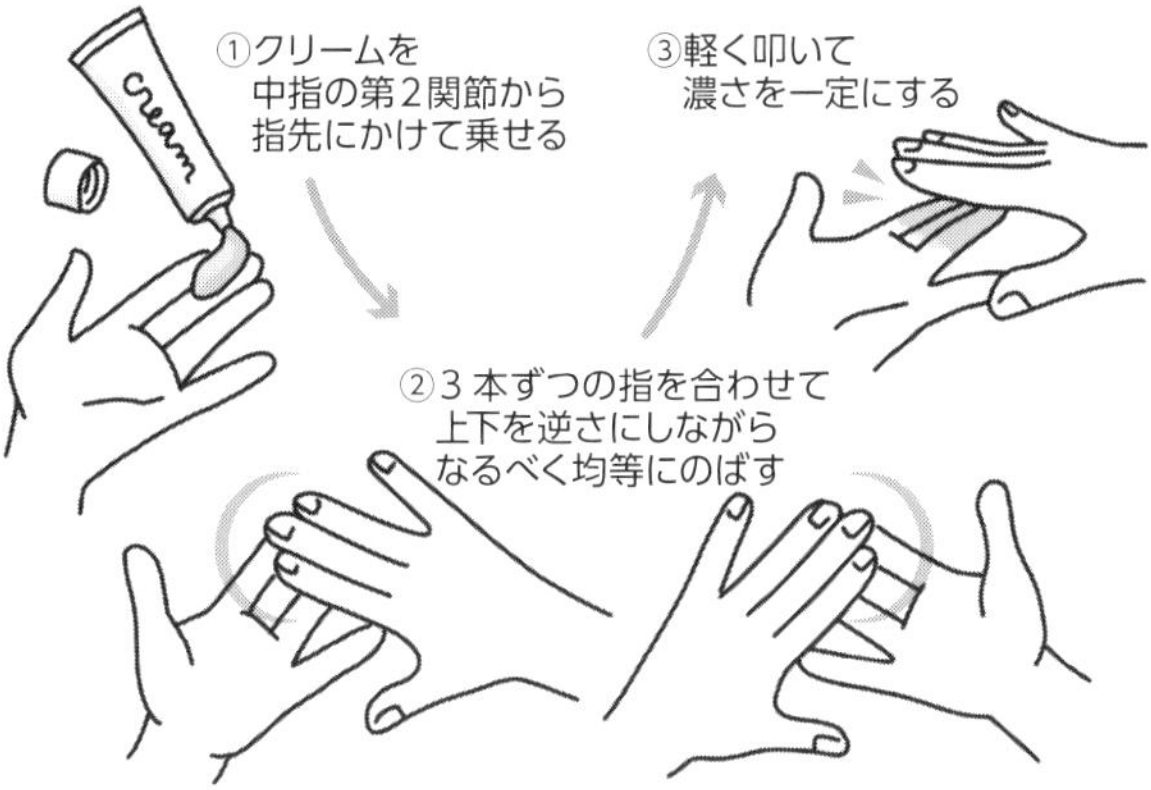

　また、目から入った紫外線によっても肌は日焼けします。目が無防備では日焼け止め効果が半減するという研究結果も出ていますので、UVカットのサングラスや日傘などを活用して、紫外線を防ぐこととをお勧めします。

PART 2

今日からできる！ 小顔エクササイズ

歯磨きや寝る前のちょっとした時間を使って小顔エクササイズを実践することで、キュートな小顔が手に入ります。ぜひ、トライしてみてください！

小顔を作るオリジナル・エクササイズ編

舌トレでシワを予防し、フェイスラインもスッキリ！

呼吸で取り込まれた酸素の約2％は活性酸素になりますが、増えすぎると細胞がダメージを受け、血管などの老化を早め、がんやあらゆる病気の原因となります。また、皮膚の細胞がダメージを受けるとシミやシワ、たるみも作りだします。

野菜や果物に含まれるビタミンA・C・Eなどの栄養素は、活性酸素の消去に役立つ成分で、抗酸化物質のような働きをします。

また、唾液には活性酸素を分解する作用があるので、舌を用いたマッサージで唾液の分泌を活性化させましょう。お口の中をマッサージすることで、表情筋や顎関節を鍛える効果もあります。歯磨き前に行うのがお勧めです。

①舌で上アゴの硬口蓋を奥から上前歯に向けて動かす（４回）

②舌で下アゴの前歯と歯茎の内側を下から上に向けて動かす（４回）

③舌で左右の頬の内側を下から上に動かす（各４回）

④口を軽く開け、下アゴを左右と前後に動かす（各４回）

◉クリームパン体操でアンチエイジング

顔の筋肉も体の筋肉と同じで、動かさないでいると筋力低下が起こり、皮膚の血流も悪くなり、顔全体の老化が進んでしまいます。口輪筋を動かして、血行を促進するのがクリームパン体操です。声を出さずにクリームパンと言うだけですが、次に挙げる動作を心がけていただければ効果が倍増します。

ク　口をとがらせ、目を見開く

リ　頬を上げて、笑顔を作るイメージ

イ　さらに頬を上げて、目を細め、ニコッと笑うイメージ

ム　クと同じように口をとがらせ、目を見開く

パ　できるだけ大きく、驚いた時のように勢いよく目と口を開く

ン　目と口を閉じて近づけるイメージ

口輪筋を鍛えることで口角を引き上げやすくなり、自然な笑顔になれます。朝の歯磨き後に鏡を見ながらクリームパン体操を2〜3回繰り返してください。口の開き方が左右対称になっているかもチェック。顔の筋肉をほぐし、鍛えておくことで、一日中優しい笑顔を作ることができます。

◉壁立ち深呼吸で小顔八頭身美人に

うつむき姿勢は二重アゴやたるみの原因だけではなく、荷重関節と呼ばれる首・腰・膝に大きな負荷がかかり、健康面でもダメージを受けてしまいます。

壁立ち深呼吸は、小顔と健やかな体に必要な良い姿勢を身につけるためのエクササイズです。

①壁にかかとをつけ、次にお尻、背中、頭と4カ所つけて立つ

目線が上下しないようにまっすぐ前を向き、アゴを引きます。なで肩や猫背で肩を内側に巻き込んでいる人は両肩が壁につきにくくなりますが、軽く曲げた肘で壁を後ろに押すようにすると肩甲骨が背骨側に寄って壁に近づけることができます。

②①の状態で口から吐く

おへそから指三本分下に体の中心となる丹田というツボがあります。鼻から軽く息を吸って、口から丹田に向かって細く長く、息を深く吐き切るのがコツ。細く長くストローで吐くようなイメージです。

吐く時に壁から頭が離れないように注意してください。深く吐き切ることで、次に自然と深く吸えます。いきなり大きく吸うのはいけません。

③ 鼻から吸う

口から息を吐き切ったら、アコーディオンになったつもりで横に大きく鼻から息を吸いましょう。この深呼吸を5〜10回繰り返します。

正しい姿勢で呼吸することで、良い姿勢が身につきやすくなります。毎日1〜3回続けてください。

深呼吸は、横隔膜を使った腹式呼吸のため、年齢とともに衰える心肺機能を鍛え、胸式呼吸より酸素の摂り込み量が多くなります。毎日続けることで代謝が良くなり、血液やリンパ液を含む体液循環を促します。特に夜寝る前に行うと、自律神経が整えられて熟睡でき、朝の目覚めがスッキリします。

PART 3

《絶対小顔に！》と誓った人のためのスペシャル・セルフケア

◎フェイシャルマッサージで小顔にリセット！

《小顔になれるなら、もっと頑張る！》という人のための上級者向けのスペシャル・セルフケアで、表情筋が活性化してイキイキとした美しい表情になります。

朝の洗顔後に美容ジェルなどを使ってマッサージすることで、肌にうるおいを与え血行が良くなり、くすみやたるみが取れます。特に顔のむくみには有効ですし、肌の老化防止にもなります。なお、マッサージは顔と手を清潔にしてから、正しい方向を意識して、肌が気持ちいいと感じる強さで行うのがコツです。

小顔スペシャル・セルフケア ～表情筋を活性化 !!

→ 指をすべらせる方向

①フェイスライン

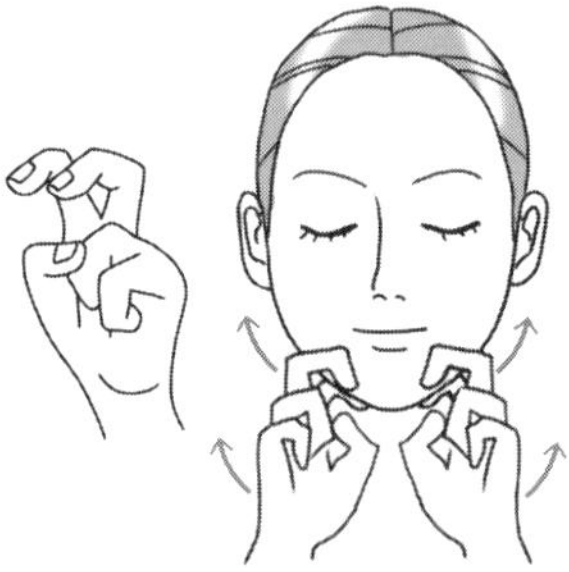

曲げたチョキの形でアゴを挟んで
下アゴの骨を感じながら
アゴ先からほぐす（4 回）

②頬骨の下と上

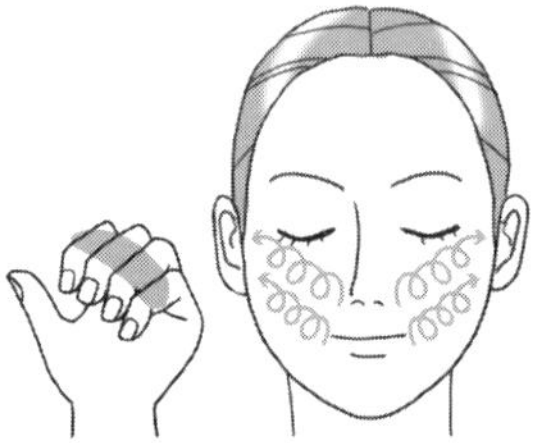

親指以外の 4 本の指を軽く曲げ、
第 1 関節と第 2 関節の間で
中心から斜め上へ、らせんを
描くように動かす（各 1 回）

※下に向かう時は、指の力を抜く

③眉

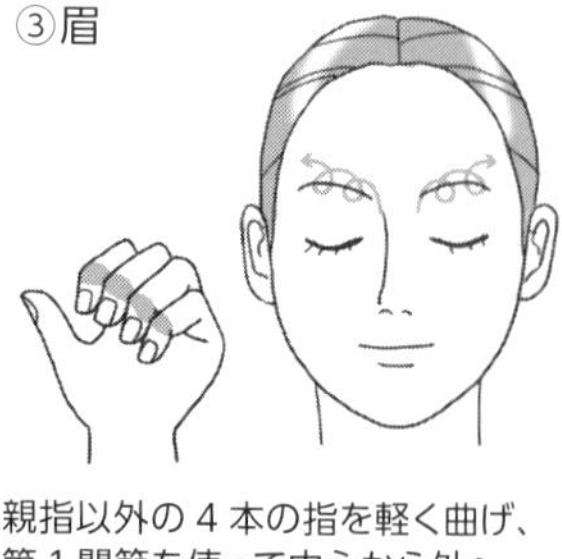

親指以外の 4 本の指を軽く曲げ、
第 1 関節を使って中心から外へ、
小さい円を描くように、
眉骨に沿ってほぐす（1 回）

※下に向かう時は、指の力を抜く

④額

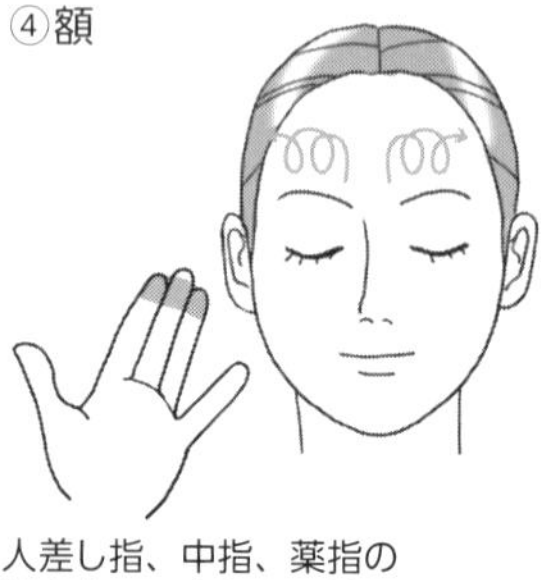

人差し指、中指、薬指の
腹を使い、中心から外へ、
らせんを描くように
軽く引き上げながら動かす（1 回）

※下に向かう時は、指の力を抜く

小顔スペシャル・セルフケア ～表情筋を活性化!!

⋯⋯▸ 圧の方向　　──▸ 指をすべらせる方向

⑤ 鼻

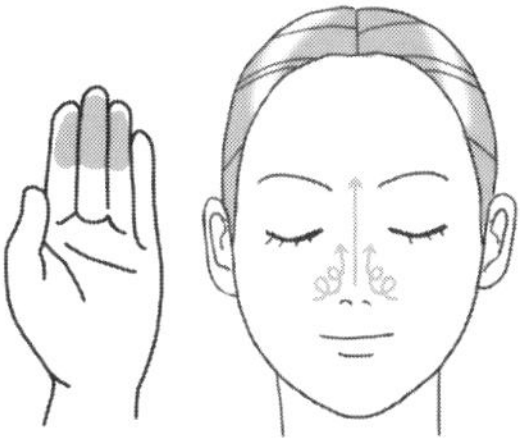

人差し指、中指、薬指の腹を使い、
鼻の側面を外から中心に
小さくクルクルと動かす

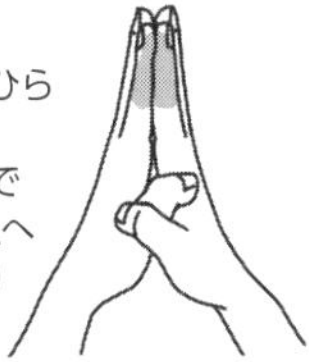

鼻筋は、両手のひら
を合わせた
人差し指の側面で
やさしく下から上へ
動かす（各４回）

※下に向かう時は、指の力を抜く

⑥ ほうれい線

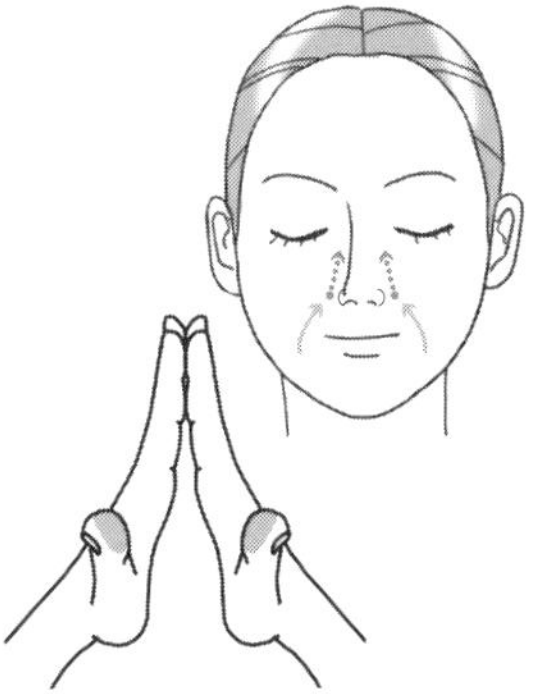

両手のひらを合わせ親指の腹で、
ほうれい線を下から上へ引き上げ、
小鼻のふくらみの横にあるツボを
引き上げながらプッシュし、
４秒キープ（２回）

⑦ 顔全体

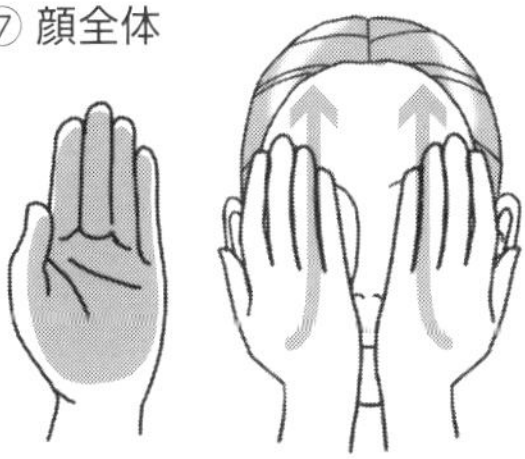

手のひらを使い、
下から上へ引き上げながら全体的に
やさしくゆっくりほぐす（２回）

⑧ 顔をぬるま湯で　やさしく十分にすすぐ

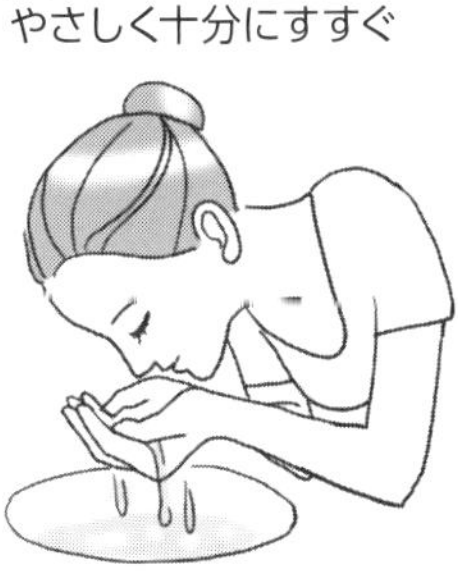

頭皮マッサージ

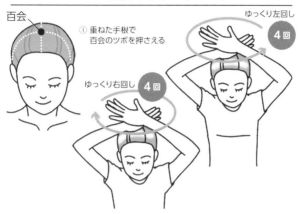

◉頭皮マッサージで顔の血行を良くする

頭と顔はつながっています。頭皮をマッサージするとコリがほぐれ、血流が良くなり、顔のくすみが取れ、たるみが引き上がります。日々のお手入れで若々しい小顔を目指しましょう。

①頭頂部の百会のツボを、重ねた手根（手のつけ根）でゆっくりと右回し、左回し各4回。

②両手の親指を除く4本の指の腹で、耳の上から生え際を下から上に向かって

頭皮マッサージ

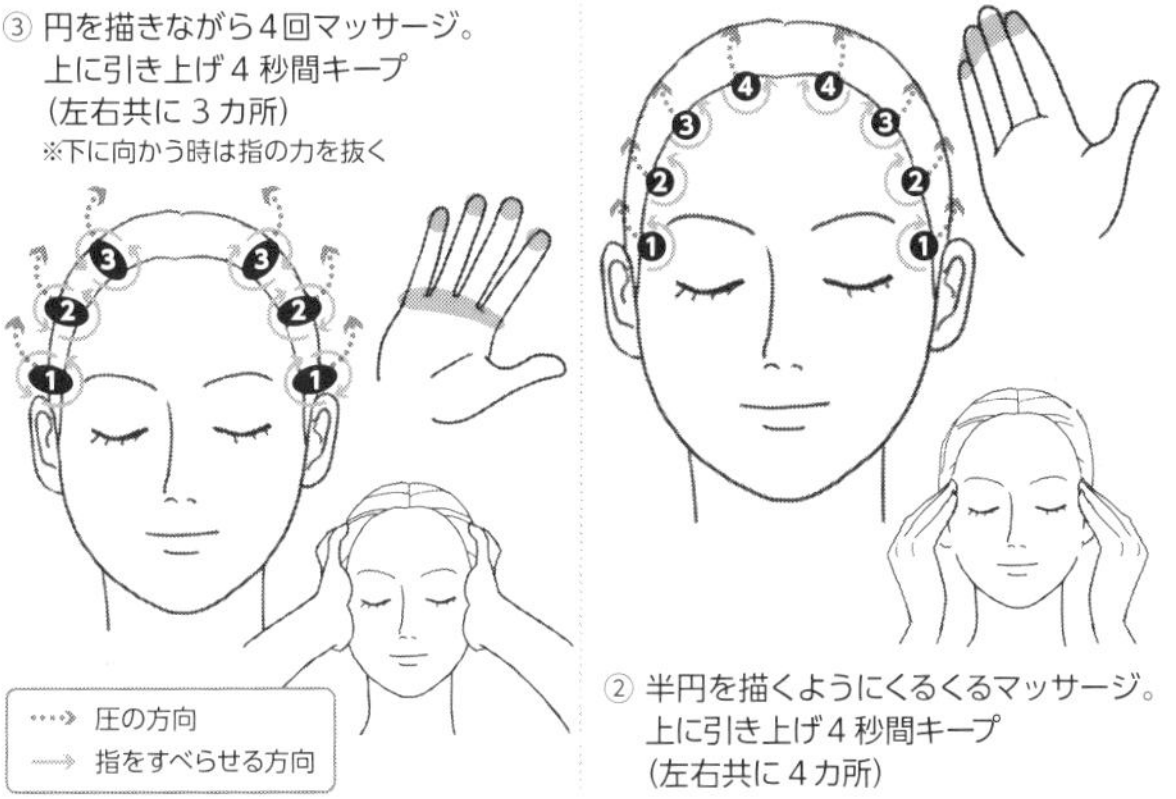
③ 円を描きながら4回マッサージ。
上に引き上げ4秒間キープ
（左右共に3カ所）
※下に向かう時は指の力を抜く
圧の方向
指をすべらせる方向
② 半円を描くようにくるくるマッサージ。
上に引き上げ4秒間キープ
（左右共に4カ所）

半円を描くように、くるくると4回マッサージ。上に引き上げ4秒間キープ（左右共に4カ所）。

③両手の親指を除く4本の指を広げて、耳の上から側頭部を持ち上げるように包み込み、指のつけ根部分（指尖球）と指腹を使って上にもみ上げるように円を描きながら4回マッサージ。上に引き上げ4秒間キープ（左右共に3カ所）。下に向かう時は指の力を抜く。

◉朝の温活入浴法①〜⑤

お風呂ストレッチで代謝アップ

小顔を阻害する一番の原因は代謝の低下です。心臓などの臓器の代謝や体温の維持など、生きていくのに必要最低限のエネルギー消費を基礎代謝と言います。10代後半から20歳にかけてピークに達し、年齢を経るに従って低下していきます。代謝が低下すると血液循環が悪くなり、皮膚の新陳代謝（ターンオーバー）が遅れ、真皮層の細胞代謝が低下してハリやツヤが失われ、乾燥、肌荒れ、小ジワ、くすみ、たるみ、毛穴の開きなどが生じます。

また、体温が下がると基礎代謝もダウンするほか、血流も悪くなり、汗腺機能も低下して体温調節がうまくいかずデトックスできないため不調が起こりやすくなるという悪循環に。基礎代謝がスムーズに行われる成人の正常な体温は36・5〜37・

１℃で、体温が１℃下がると基礎代謝は15％、免疫力は30％下がると言われています。つまり、低い体温は血流が良くないことを知らせてくれるサインなのです。日頃から体を冷やさない生活＝温活が小顔につながります。

入浴は単にリラックス効果だけでなく、血流や造血を促す要素もあると言われています。筋肉の緊張もほぐれ全身の末端まで血管が広がり、さらに水圧でほど良く圧迫されるので血行が促進されます。また、浮力がかかるため、湯船の中での簡単なストレッチが楽に行えますし、関節に負担をかけずに大きな効果が得られます。代謝向上や深部体温（直腸温）の向上にもつながります。

私の場合、温活入浴の約10分間に歯磨き（約３分）や湯船の中でのストレッチ（約５～６分）を毎朝続けることで、２～３カ月後には風邪を引きにくくなり、冷えやむくみが取れ、夏でも冷たかった手足が温まるようになりました。また、平熱が35・８℃から36・７℃に改善し、低体温を克服すると一年を通じて気温に左右されないホメオスタシス（恒常性維持機能）の高い健康な体質への変化を実感しました。

坐骨トントン

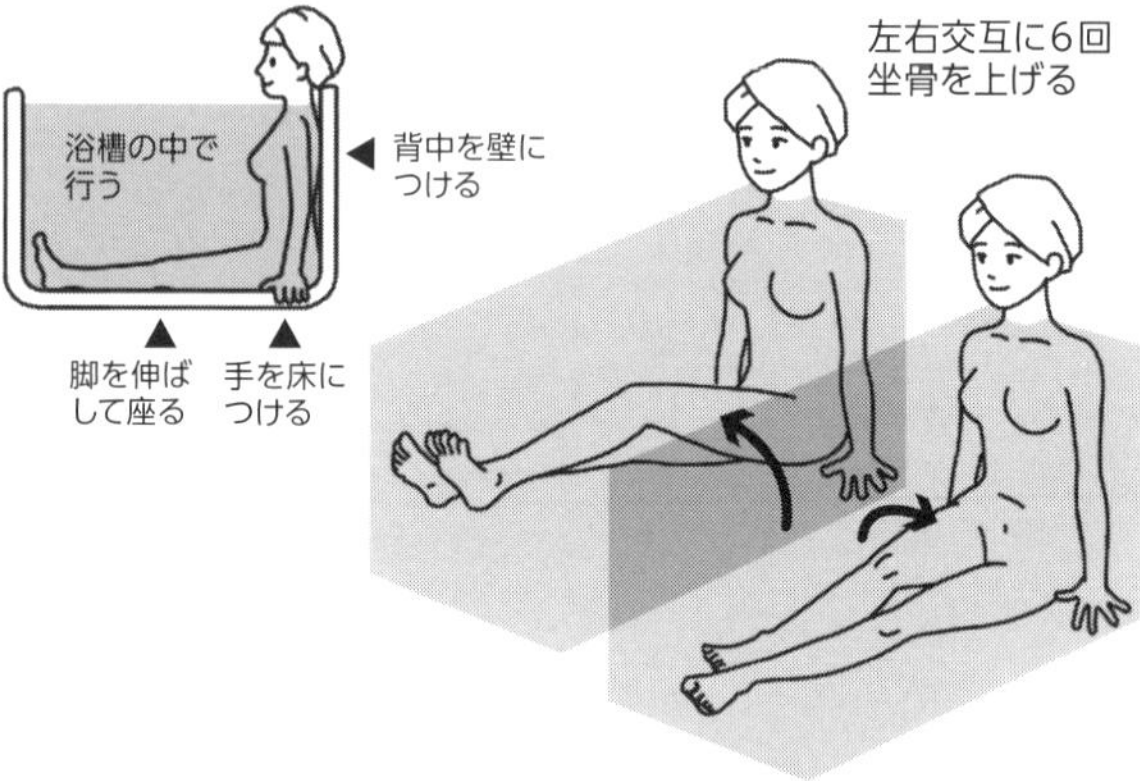

体温を上げ、基礎代謝や新陳代謝をアップするお風呂ストレッチがお勧めです。

①坐骨トントン

浴槽の床にあぐらをかいて座り、左右に揺れると、床にコツコツと当たる骨があります。それが坐骨です。

お風呂の床に両手を開いてしっかりつき、背中は浴槽の壁につけて、絶対にすべらないように注意してください。脚を伸ばして、片方の膝を少し曲げながら坐骨を左右交互に上げます。(左右で6回)。

②両膝曲げウエストひねり

浴槽で手を床につき、背を壁につけて

両膝を曲げ、左右に倒しながらウエストをひねる（左右で4回）。

③ **おへそクルクル**

右手でグーを作り、左手を上に重ねて右回りにクルクル。手を換えて左回りにクルクル。おへその上下左右にグーを置いて軽く圧迫しながら行うと効果的（各4回）。

④ **両膝パタパタ・ブルブル**

手を浴槽の床につき、背を壁につけた姿勢で両膝を曲げて、水中で上下に大きくゆっくり交互にパタパタと動かす。曲げた両膝を小さく素早く動かし、膝下をしならせるように足首の力を抜いて、ふくらはぎから足先をブルブルさせます（各6秒）。

⑤ **胸張り深呼吸**

正座した状態（できない場合は足を伸ばした状態）で背中を丸め、両腕を後ろに引き、両手のひらを上向きにして息を吐きながら手を後ろから前へ（手の甲が上）。両手のひらを上向きに返し、息を吸いながら顔を上に向け、胸を張りながら両方の肘を曲げ、後ろに思い切り引いて2秒キープ（3回）。

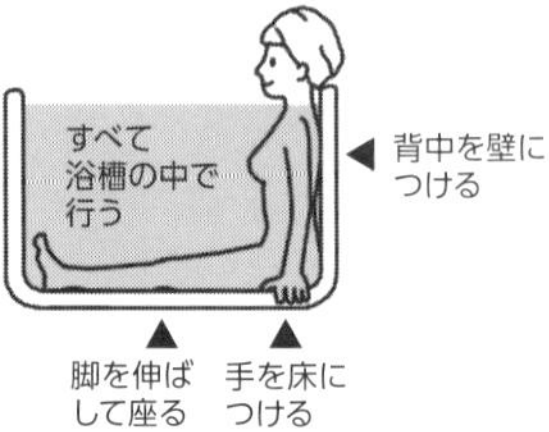

両膝曲げウエストひねり

浴槽の中で両膝を曲げ、
ウエストをひねる（4 回）

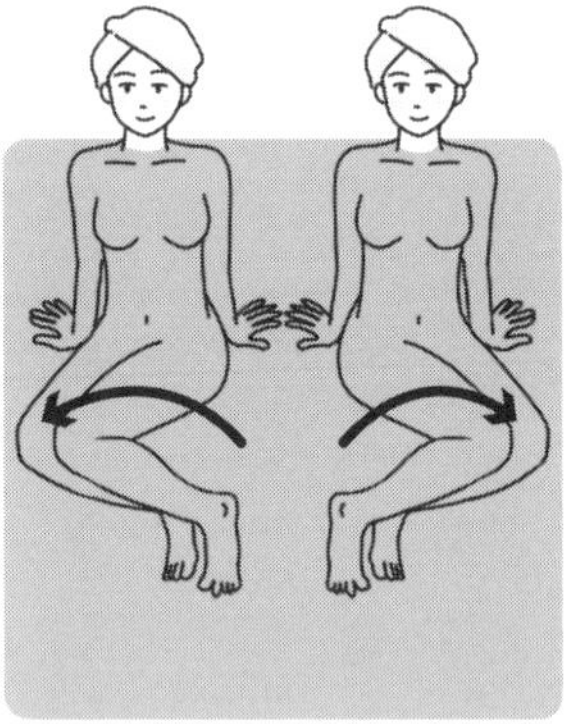

おへそクルクル

右手をグーにし、左手を上に重ねて
右回りにクルクル。
手を換えて左回りもクルクル

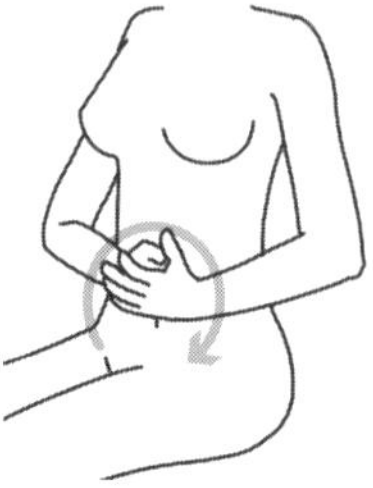

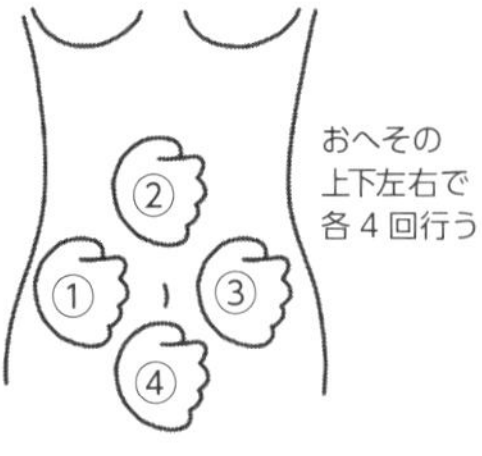

両膝パタパタ・ブルブル

① 水中で両膝を交互に
曲げてパタパタ（6 秒）

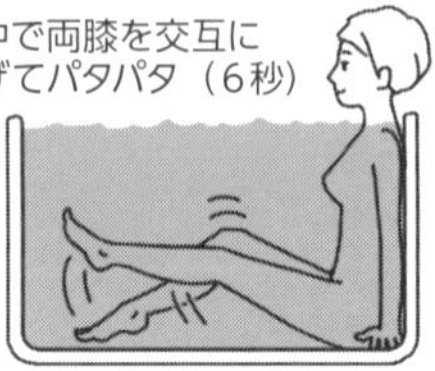

② 水中で膝下を小刻みに
しならせながらブルブル
（6 秒）

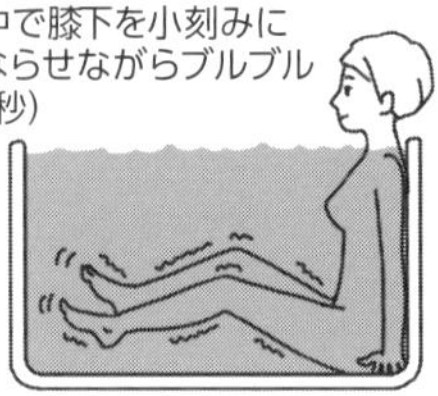

胸張り深呼吸

① 背中を丸め、
息を吐きながら
手を後ろから前へ

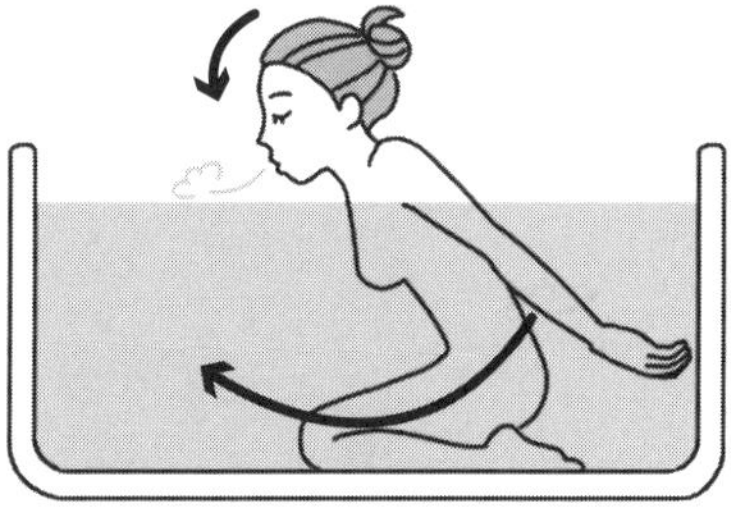

② 両手のひらを返し、
息を吸いながら
顔を上に向ける

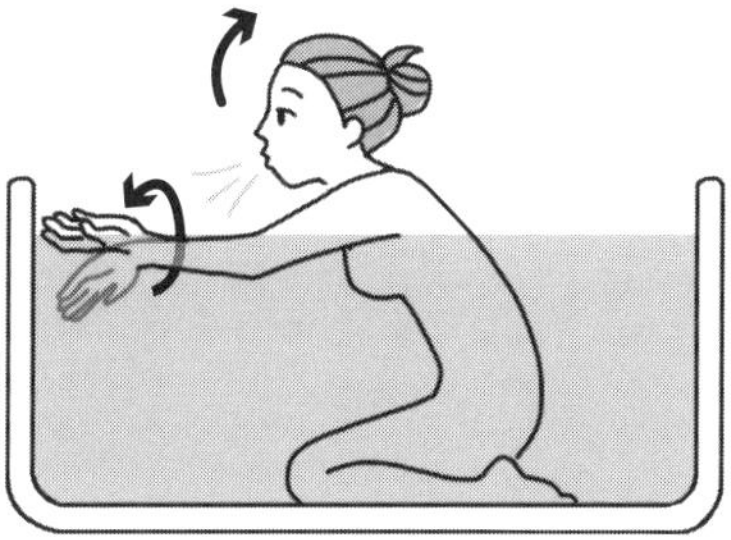

③ 胸を張りながら
両肘を後ろに引いて
2秒キープ（3回）

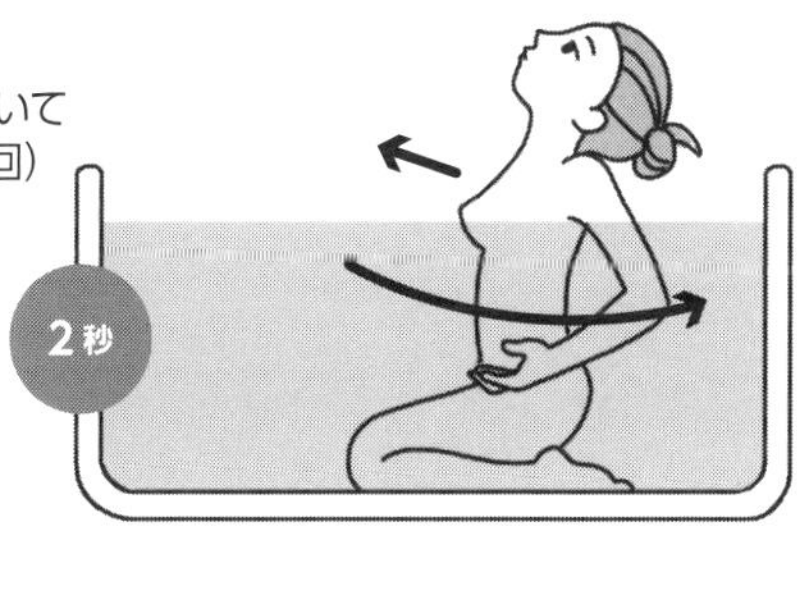

タオルの折り方

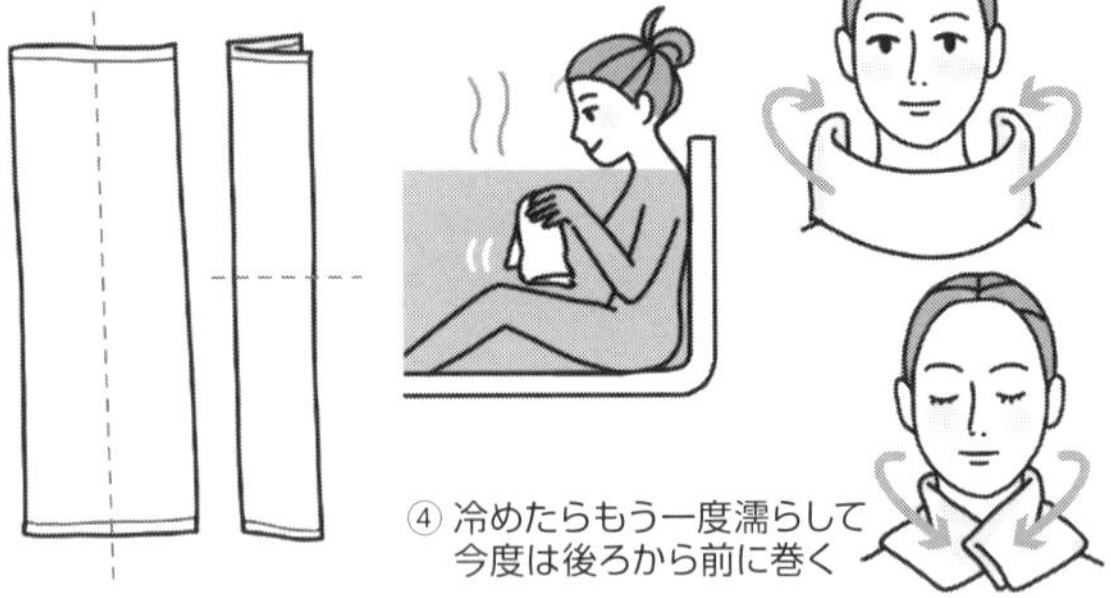
① 長さ 85cm 以上の
タオルを縦半分に折り、
さらに長さを
半分に折る
② お風呂の
お湯で濡らす
③ タオルを絞らないで
前から後ろに巻く
④ 冷めたらもう一度濡らして
今度は後ろから前に巻く

湯船でのストレッチ中に首周りが冷えないよう、縦長に折ってさらに半分の長さにしたタオルをお湯で濡らし、絞らずに首の前から後ろにタートルネックのように巻くのがお勧めです。タオルが冷えたら再びお湯で濡らし、今度は首の後ろから前へ巻いて交互に温めてください。首のシワ予防にもなります。

ストレッチ後は、体温より低い温度のぬるま湯でタオルを絞って体を拭いたあと、そのぬるま湯を足にかけてお風呂から上がってください。

そうすることで、開いた毛穴が閉じて

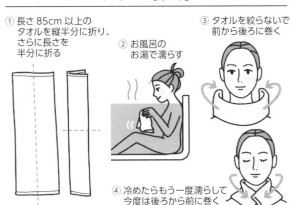

外の冷気が毛穴から侵入せず、体の熱の放出も防ぐことができるので保温効果が持続し、湯冷めしにくくなります。

また、入浴後はバスローブを着用することも忘れずに。体の水分や汗を吸い取って湯冷め防止になるほか、保温効果や保湿効果もある入浴の必須アイテムです。

１回の入浴では約８００ccの汗をかくと言われていますので、入浴前後には必ず水分を補給しましょう。飲酒後の入浴は危険ですのでやめてください。体調不良やケガ、病気（高血圧や心臓病など）の場合も控えましょう。ストレッチはすべらないように気をつけ、ゆったり呼吸しながら行いましょう。

「さかいクリニックグループ」では、リハビリとしてドライサウナや酸素カプセル、ウォーターベッドなど、さまざまな代謝を高める機器で数10分間、横になるだけで体温を上げて代謝の良い体質へ改善することで、施術効果を高めると同時に再発防止にも力を注いでいます。体温を上げる日常生活（温活）を意識するだけで、代謝を良くして疾病にかかりにくい体になれることを私は学びました。

◉プロが行う小顔矯正　ヴィーナスハンドの場合

私はエステティシャンの資格も取得しているので、「さかいクリニックグループ」に勤務して整体の仕事をする傍ら、自宅でプライベートサロン「ヴィーナスハンド」を開設し、小顔矯正などと共に、あらゆる肌トラブル解消のためのフェイシャルエステや一日加速すると一気に進む肌老化の対策・改善に特化したサロンケアを行っています。

私が行っている小顔矯正は「ハイメディック小顔矯正」と言い、顔だけでなく頭部の頭皮や筋膜にもアプローチしながら頭部の筋肉のコリをほぐし、頭蓋骨の縫合を緩めていきます。同時に頭部と顔の歪みを整え、顔全体をリフトアップします。その結果、フェイスラインが引き締まり、シワやたるみ、ほうれい線、クマ、むくみ、肌のくすみなどが改善。一回り小さな美しい顔の印象になります。また、眼輪筋へのアプローチで目がパッチリと大きく見え、目の周りのクマやシワ、たるみ、眼精疲労や眼瞼下垂などに効果が出ます。

頭部のコリを放っておくと、顔全体のたるみの引き金になり、額にシワを刻むことになります。額の筋肉は前頭部や側頭部の筋肉とつながっているので、額のシワを取るためには顔面だけでなく、前頭筋や側頭頭頂筋につながっている腱膜へのアプローチが不可欠です。

このように、目の周りや脳を包む頭部などの緊張をほぐし、さらに頭蓋骨の縫合を緩めるアプローチは、脳の締めつけを解放して片頭痛などの頭痛や不眠などを解消します。また、脳脊髄液の循環を正常化することで、軽度のうつ病の改善やアルツハイマー型認知症の予防など、メディカル面でも大きな効果があります。

脳トレーニングや脳活などが広まりつつありますが、ハイメディック小顔矯正法は、脳の働きを活発にする脳の活性ケア法と言うことができます。体の司令塔と言われる繊細な部分にアプローチするオールハンドの高度なテクニックですから、資格を持ったプロにお任せください。安全性、確実性、即効性があります。

具体的な手順は次の通りです。

①首や肩関節をほぐす
②蝶形骨を整える
③頭蓋骨の縫合を緩める頭筋アプローチ
④眼輪筋にアプローチ
⑤表情筋・咀嚼筋にアプローチ
⑥顎関節を整える
⑦頭部と顔面の骨格の歪みを整える
⑧リフトアップの仕上げ

ハイメディック小顔矯正では、頭蓋骨の縫合を緩めることで、頭蓋内や脊柱管内を流れる脳脊髄液の循環が良くなり、自律神経が整って内臓機能が強化されます。

そして、頸椎や顎関節・蝶形骨を整えることで、ストレスや睡眠不足、生活習慣によって圧迫された脳を解放します。また、頭部と顔面の骨格や深層筋にアプローチすることによって小顔効果を引き出し、体の疲れや不調も解消。肌のくすみが取れ、ハリや弾力が戻り、抜け毛・薄毛予防にもなるなど、体の内側から健康になることによって得られるさまざまな美容効果が期待できます。

ボキボキ鳴らしたり痛みを伴ったりする施術ではなく、頭筋へのアプローチはドライヘッドスパのような気持ちよさで、ほとんどの人が眠ってしまうほどです。

一回の施術で顔の血行が良くなり、目がパッチリと大きくなり、目ヂカラがつきます。さらに、顔のむくみ、くすみ、たるみ、額や眉間のシワ、ほうれい線、二重アゴなどの解消効果があるほか、眼精疲労、眼瞼下垂、目の下のクマ、片頭痛なども緩和し、顔の左右のバランスが整います。その結果、あなたが本来持っている美しさと輝きを最大限に引き出します。

私たち、小顔矯正を受けて良かったです！

◉パソコンで窪んだ目元が回復、フェイスラインもスッキリ！

長時間パソコンを使う仕事をされている30代の女性。

「仕事柄か目が疲れやすく、まぶたも窪んできて、さらに目元の筋肉が衰えているからなのか額にシワもできやすい」と言う悩みをお持ちでした。

小顔矯正の終了後に鏡で見ていただいたところ、「フェイスラインがスッキリして、肌色も明るくトーンアップしたのには驚きました。目元の窪みも気にならなくなりました」と、とても喜ばれました。

施術を受けた翌日、外出先で写真を撮ったそうですが、一カ月ほど前に撮った写真と見比べると、フェイスラインが引き締まって目元や表情もかなり違っていたとのこと。

額のシワも出づらくなったうえ、目元の疲れまで取れて嬉しかったので、また施術を受けたいとおっしゃっています。

◉小顔矯正は居眠りしてしまうほどの心地良さ

「小顔は女性の憧れですから、小顔矯正に興味を持っている人も多いと思います。でも、私には《怖い》というイメージしかありません。頭（頭蓋骨）をグイグイ圧迫されて、激痛に耐えるという感じです。矯正後には、顔や目の腫れ、めまい、吐き気、顔の歪みなど……。友人たちに聞いても、そんな話ばかりです」と話されていた50代の主婦。

「さかいクリニックグループ」で整体を受けておられる時に、「小顔矯正をしてみませんか？」とお勧めすると、「私の体のことを良く知っている佐々木さんなら」と言うことで受けていただくことになりました。

施術後に感想をお聞きすると、「一般に言われているようなグイグイ押すというようなことはなく、まるで頭皮の指圧マッサージを受けているようで痛みもなく、居眠りをしてしまうほどの心地良さでした」と話されました。

アゴがシャープになり、血流が良くなってコリが取れたのか頭もスッキリ。後日美容院に行ったら「頭皮がいつもより柔らかいですけれど、何かしましたか？」と聞かれてビックリされたそうです。

施術の気持ち良さにはまってしまったそうで、今は月一回のペースで施術を受けておられます。

「小顔効果はもちろん、頭皮環境も良くなり、髪にも肌にも良い効果が出てくるのではと期待しています」とのことです。アドバイスした日常でできる小顔エクササイズやフェイシャルマッサージ（130〜139ページ参照）も続けておられるそうですから、私もこれから、どんな相乗効果が現れるのか、とても楽しみです。

◉初めて受けた小顔矯正でむくみが取れ、頬のラインもアップ

歳と共に頬のゆるみや顔のむくみが気になっていたものの、仕方がないのかもしれないとあきらめかけていた70代の主婦。

小顔矯正後の感想は「施術を一回受けただけで、明らかに顔のむくみが取れ、フェイスラインがスッキリしたのを感じました」でした。

「なめらかなタッチの施術で、痛みもなく、安心して受けることができました。癒しの音楽を聴きながらのリラックスタイムで、日常のストレスや疲れが溶けていくようなひとときでした」とも。

さらに「施術の翌日に送られてきたビフォー・アフターの写真を見比べると、左右の歪みがなくなってフェイスラインが均等になっていました。頬のラインも上がり、ほうれい線の窪みが浅くなって、目も大きくなったように見えます。こんなに効果があるのなら、これからも月一回は続けていきたいです。教えていただいた朝

の温活（140～147ページ参照）も行っていますが、おかげ様で一日が快適にスタートできます」と話されています。

終わりに

最後までお読みいただき、ありがとうございました。

私たち3人は「さかいクリニックグループ」に所属して、多くの人たちの《健康と美》を作るお手伝いをしてきました。

肩コリや腰痛、膝痛など、さまざまな体の不調を引き起こす原因が悪い姿勢にあることを実感しています。そして、良い姿勢を身につけることで症状が改善するだけでなく、見た目が若々しくなり、スタイルも良くなった方々を大勢見てきました。

超高齢社会を迎え、いつまでも健康で若々しくいたいという女性の願いは切実なものになっています。また、スマホやパソコンなどＩＴ機器が欠かせない社会となり、若い世代にもストレートネックなど悪い姿勢の人が目立ち、不調に悩む女性が増えています。

そんな女性たちに向けて、本書では体の不調を改善し、見た目年齢が5歳若返るようなセルフケアを中心に紹介しています。誰でも、すぐに始められ、短時間でできることばかりです。忙しい人でもムリなくでき、面倒くさがりの人でも《これなら、できそう！》という習慣やエクササイズを取り上げています。

本書に紹介しているセルフケアを生活の中で習慣づけていただければ、確実に見た目年齢が若返ると思います。本書がきっかけで、明るい笑顔の颯爽とした女性が1人でも増えれば、こんなに嬉しいことはありません。

２０１８年９月

廣田加津子

Ｍａｉ

佐々木京子

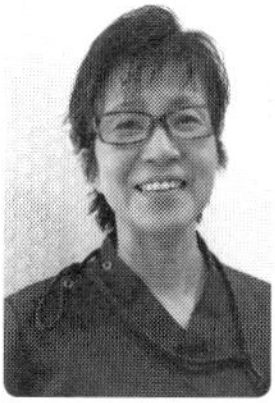

廣田加津子　Kazuko Hirota

さかいクリニックグループ・副院長。柔道整復師。主に難治の腰痛、頸部痛、膝痛を担当。姿勢や動作を分析し、改善に導いている。酒井慎太郎氏が考案した関節包内矯正の技術伝承者でもあり、同氏との共著『自分で克服!脊柱管狭窄症』『1日1分からだを開くと姿勢はよくなる!』(宝島社)等や『中居正広の金曜日のスマイルたちへ』(TBSテレビ)『幸せを創る手の物語』(テレビ東京)等、著作・テレビ出演も多数。臨床歴16年以上

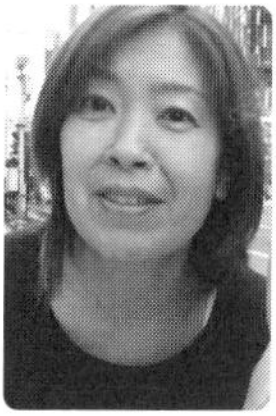

Mai

管理美容師。さかいクリニックグループ・役員。英国修業後、都心の美容室の店長を務め、2016年、東京・王子でヘアーサロン「コンシェル」開設。肩コリや腰痛の解消にもつながる姿勢分析カットを確立し、1日3名限定のきめ細かな対応で高い評価を得るほか、著名人のヘアースタイルの相談も行っている。3児の母

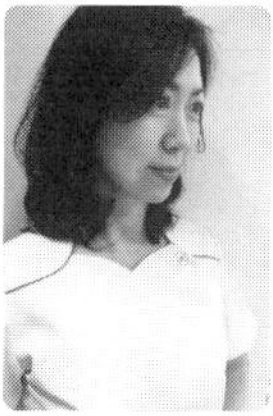

佐々木京子　Kyoko Sasaki

さかいクリニックグループ・リーダー。エステティシャン・小顔メディカルセラピスト・栄養士の資格を活かし、さかいラボでフェイシャルエステや小顔矯正を担当。また、代謝向上デトックスダイエットなどを行うプライベートサロン「ヴィーナスハンド」も開設。全麦連主催・大麦給食レシピ大募集で優秀賞とアイディア賞をダブル受賞。第1回リセラクイーンコンテスト・エステティシャン部門でプリンセス賞受賞

監修者　酒井慎太郎

さかいクリニックグループ・代表。千葉ロッテマリーンズ　オフィシャルメディカルアドバイザー。『大沢悠里のゆうゆうワイド土曜日版』腰痛おさらば塾担当(TBSラジオ)。シリーズ30万部の大ヒット『脊柱管狭窄症は自分で治せる!』『分離症・すべり症は自分で治せる!』(学研)等、著書60冊以上

≪さかいクリニックグループ≫

・さかい保健整骨院・Himedic system・さかい関節医学研究所・Sakai Himedic Solution
・SAKAI LABO・コンシェル
〒114-0002 東京都北区王子5-2-2-116 王子神谷駅徒歩1分
TEL.03-3912-5411　http://www.sakai-clinic.co.jp/

健康美《けんこうび》ボディになれる超簡単《ちょうかんたん》セルフケア

2018年10月3日　初版第1刷

著　者 ――――――― 廣田加津子《ひろたかづこ》　Mai《マイ》　佐々木京子《ささききょうこ》
監修者 ――――――― 酒井慎太郎《さかいしんたろう》
発行者 ――――――― 坂本桂一
発行所 ――――――― 現代書林
〒162-0053　東京都新宿区原町3-61 桂ビル
TEL／代表　03(3205)8384
振替00140-7-42905
http://www.gendaishorin.co.jp/
ブックデザイン ―――― 吉崎広明(ベルソグラフィック)
カバー、表紙、扉イラスト ― PIXTA
イラスト ――――――― 村野千草(中野商店)

印刷：広研印刷(株)
乱丁・落丁本はお取り替えいたします。

定価はカバーに
表示してあります。

ISBN978-4-7745-1731-5 C0077